RECHERCHES

SUR

L'EMPHYSÈME TRAUMATIQUE

CONSÉCUTIF

AUX FRACTURES DE COTES

PAR

LE Dr LÉON BEZARD

ANCIEN INTERNE DE L'HÔPITAL DE TOURS,
LAURÉAT DE L'ÉCOLE DE TOURS, MÉDAILLE D'ARGENT 1863, LAURÉAT 1867,
(MÉDAILLE DE BRONZE POUR LE PRIX L. TONNELLÉ),
ANCIEN INTERNE DES HÔPITAUX DE PARIS.

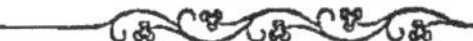

PARIS
LEFRANÇOIS, LIBRAIRE-EDITEUR
RUE CASIMIR-DELAVIGNE, 9 ET 10, PLACE DE L'ODÉON

1868

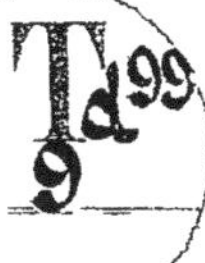

RECHERCHES

SUR

L'EMPHYSÈME TRAUMATIQUE

CONSÉCUTIF AUX FRACTURES DE CÔTES

RECHERCHES

SUR

L'EMPHYSÈME TRAUMATIQUE

CONSÉCUTIF

AUX FRACTURES DE COTES

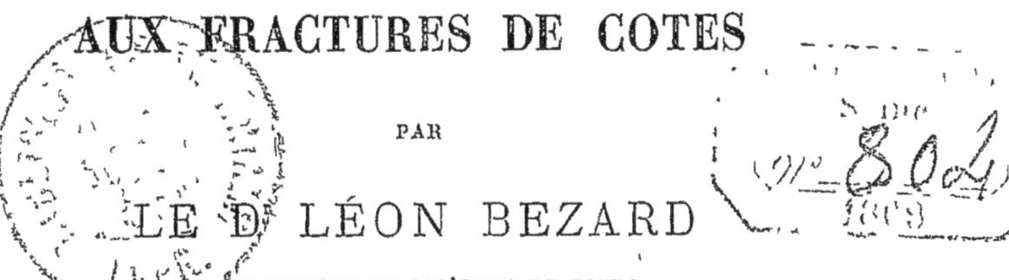

PAR

LE Dr LÉON BEZARD

ANCIEN INTERNE DE L'HÔPITAL DE TOURS,
LAURÉAT DE L'ÉCOLE DE TOURS, MÉDAILLE D'ARGENT 1863, LAURÉAT 1867,
(MÉDAILLE DE BRONZE POUR LE PRIX L. TONNELLÉ),
ANCIEN INTERNE DES HÔPITAUX DE PARIS.

PARIS

LEFRANÇOIS, LIBRAIRE-EDITEUR

9, RUE CASIMIR-DELAVIGNE, 9

1868

RECHERCHES

SUR

L'EMPHYSÈME TRAUMATIQUE

CONSÉCUTIF

AUX FRACTURES DE COTES

INTRODUCTION

L'emphysème que l'on observe quelquefois à la suite de fractures de côtes, présente encore aujourd'hui une certaine obscurité, au point de vue du mécanisme de sa production.

Les discussions, les travaux publiés sur ce sujet, n'ont point encore réussi à élucider complétement cette question.

L'observation de quelques cas d'emphysème dont je ne pouvais expliquer la formation au moyen des théories qui ont actuellement cours dans la science, m'a décidé à entreprendre quelques recherches.

Si je viens ici en donner le résultat, c'est dans l'espérance qu'elles seront continuées et complétées par des expérimentateurs plus autorisés et qu'elles pourront peut-être un peu aider à trouver la solution de cet important problème.

Notre travail sera divisé en trois parties.

Dans la première, nous nous occuperons de l'historique; nous mentionnerons surtout les auteurs qui ont fait des recherches sur ce sujet, et nous discuterons les résultats qu'ils ont obtenus.

La deuxième contiendra nos expériences.

Dans la troisième enfin, nous exposerons notre opinion sur la formation de l'emphysème et nous citerons quelques observations.

Mais, avant d'entrer en matière, je dois adresser tous mes remercîments à mon excellent maître M. Panas, dont les sages conseils ont inspiré et dirigé ce travail, et à M. Tillaux qui, en mettant à ma disposition son laboratoire, m'a permis de le mener à bonne fin.

Que mon collègue et ami Bax veuille bien recevoir aussi l'expression de ma sincère gratitude pour la bienveillance qu'il a mise à me seconder dans mes expériences.

PREMIÈRE PARTIE

D'une manière générale l'emphysème traumatique est la pénétration de l'air dans le tissu cellulaire du corps humain. On le voit survenir à la suite de certaines fractures de côtes qui ont pour résultat immédiat l'établissement de conditions physiques nécessaires au passage de l'air dans nos tissus.

L'emphysème avait été observé par les anciens : Hippocrate en parle. Galien le désigne sous le nom de *tumeur venteuse* et dit : « Outre le météorisme et la tympanite du bas-ventre il existe un autre genre de tumeurs aériennes qui siégent sous la peau, les membranes qui revêtent les muscles et dans les interstices de ces derniers. »

Aétius, 1534, donne quelques indications sur ce phénomène (*Titra IV*, *sermo* 3, chap. 2).

Paul d'Egine s'en occupe et parle de la percussion comme un moyen de reconnaître l'air épanché.

Mais il faut arriver à Ambroise Paré, 1564, et surtout aux chirurgiens qui sont venus après, pour en trouver de bonnes descriptions ; il dit en parlant des complications des fractures de côtes : « On trouve quelquefois la chair en cest endroit tuméfiée comme si on l'avait soufflée, et lorsqu'on comprime dessus on sent l'air qui si despart et le lieu qu'on a comprimé demeure cave, comme on voit aux fluxions œdémateuses. »

Fabrice de Hilden, en 1599, dans plusieurs observations parle de cet accident que l'on voit survenir à la suite de plaies pénétrantes de poitrine et de fractures de côtes, et cite des personnes qui se produiraient artificiellement de l'emphysème pour simuler des maladies.

Thomas Bartholin, 1654 (1), parle de l'emphysème que l'on voit survenir à la suite de plaies pénétrantes de poitrine, il raconte l'histoire d'un malade qui avait reçu un coup d'épée, en arrière, près de l'omoplate gauche et il dit : « Sanguis expuebatur, difficultas spi« randi urgebat, tumorque non faciem solam invasit sed « universum corpus reliquum quod velut spongia vento « plena quodcumque tangebatur palpantibus occure« bat. »

Au commencement d'une autre observation de plaie pénétrante il dit : « Monuimus pulmonum vulnera ple« rumque corporis intumescentiam comitari vel sequi « variam mihi de pulmonum usu suspicionem, nonnun« quam ingessit » (2).

Puis dans le cours de cette observation il dit : « Cui « primo die insequente pectus intumuit, altero abdomen « quoque tertio die, qui vitæ extremus, universum cor« pus. »

Méry, en 1713 (3), ayant observé la mort d'un homme à la suite d'un emphysème et de fractures de côtes, émet une opinion sur cette question et dit : « que lorsque la substance du poumon vient à être blessée, l'air s'épanche dans la cavité de la plèvre et les dilatations

(1) Centuria V, historia XII.

(2) Centuria VI, historia LXXXIX.

(3) Histoire de l'Académie royale des sciences, p. 16.

du poumon et les contractions de la poitrine l'obligent à s'insinuer dans les chairs. Comme cet air versé par la respiration se renouvelle à chaque moment, la quantité va augmenter tant que la plaie pulmonaire durera. Cet emphysème peut donc aller jusqu'à occuper toute l'habitude du corps. »

Littre, en 1713 (1), à la même époque, observe aussi un cas de mort survenu à la suite de fracture de côtes, d'emphysème et de pneumothorax, et dit en parlant de cette maladie : « Que dans les plaies pénétrantes il faut que le poumon soit blessé légèrement pour que l'on trouve cette complication. » Et il ajoute : « Il faut que les autres parties renfermées dans la capacité de la poitrine ne soient point blessées ou le soient très-légèrement. Car, lorsque la plaie est trop considérable, il s'épanche une si grande quantité de sang dans la capacité de la poitrine, que le blessé est étouffé avant que l'air qui s'y épanche aussi puisse former un emphysème. »

Littre admet donc que l'air qui vient de la plaie pulmonaire passe d'abord dans la cavité de la poitrine, et que là, pressé et poussé fortement de tous côtés, il fait effort pour s'échapper : de là emphysème.

Seulement Littre avance une opinion qui, aujourd'hui, n'est plus admise; en disant (2) « qu'il est très-difficile que la plaie du poumon vienne à guérir à cause des mouvements continuels de ce viscère, et parce que l'air enfermé dans la cavité de la poitrine l'irrite continuellement. »

(1) Histoire de l'Académie royale des sciences.

(2) Page 10.

Les expériences de Hewson, de Reybard, de Jobert démontrent le contraire.

Jean-Louis Petit, en 1723, donne une théorie de la production de l'emphysème.

Il dit : « Lorsqu'il existe une plaie qui a ouvert la cavité pleurale sans que le poumon soit atteint, les expirations avec effort tendent à chasser l'air contenu dans la plèvre; si la plaie est large, il fuit à l'extérieur; si elle est étroite, il se répand dans le tissu cellulaire; si l'on vient à fermer la plaie extérieure, on empêche une nouvelle introduction d'air dans la plèvre et l'emphysème ne s'accroît pas. Mais lorsqu'il existe une plaie qui aura intéressé le poumon, en vain aura-t-on fermé la plaie extérieure, le poumon s'affaissant sur lui-même dès que l'effet qui le dilate aura cessé, expulsera l'air qu'il contenait, par les deux issues qui lui sont ouvertes, la trachée d'une part et la blessure de l'autre. Ainsi la plèvre recevra de nouveau de l'air introduit, cette fois par la plaie pulmonaire, et qui, ne trouvant pas d'issue, s'infiltrera dans le tissu cellulaire, ou s'accumulera dans la cavité pleurale, en telle quantité, qu'enfin la compression du poumon donnera lieu à des symptômes de suffocation. »

Cette théorie, connue dans la science sous le nom de théorie ancienne, de théorie de Jean-Louis Petit, compte de nombreux partisans. Elle est très-vraie, mais elle a un défaut, elle est trop exclusive. Elle ne tient pas compte des adhérences qui peuvent unir les deux plèvres.

De plus, je ne vois pas que Jean-Louis Petit se soit préoccupé de savoir si le pneumothorax était un phénomène passager ou persistant.

Lamotte, en 1750, dans les réflexions qui suivent un certain nombre d'observations de plaies pénétrantes de poitrine, dit : « Que l'emphysème ne peut se développer qu'après la lésion du poumon, et une condition importante de la production du phénomène est le défaut de parallélisme entre les deux orifices de la plaie thoracique. »

William Hunter, 1757, ne s'occupe de l'emphysème que pour conseiller dans ce cas des incisions multiples.

Hewson, 1767, se trouvait à une époque où l'on discutait sur l'opportunité d'ouvrir la plèvre pariétale dans les cas de pneumothorax, et comme il doutait un peu que la gravité des symptômes tînt à l'épanchement de l'air, et qu'il pensait qu'elle pouvait provenir d'une autre cause, comme une plaie simple du poumon, ou une effusion de sang dans les cellules de cet organe à l'occasion de cette blessure, il résolut de faire des recherches.

1re *expérience, pratiquée sur un lapin.* — Avec un scalpel pointu il fit une ponction sous-cutanée, l'expérience fut répétée trois ou quatre fois, il ne se produisit pas d'emphysème.

Hewson tue l'animal :—blessure du poumon entourée d'une petite ecchymose si bien réunie par le sang qui s'était répandu, que l'air ne pouvait trouver issue.

Cette expérience peut être critiquée, car elle est incomplète. L'absence de l'emphysème tient à la direction de la plaie qui était oblique et régulière. Ensuite, le thorax n'ayant pas été ouvert sous l'eau, et l'état des

(1) Observations et recherches des médecins de Londres, traduction de Vaumorel, t. II, p. 97 et 129.

poumons n'étant pas mentionné, on ne sait pas s'il y avait du pneumothorax.

2e *expérience, pratiquée sur un chien.* — Ponction des deux côtés de la poitrine avec un scalpel aigu. On laisse après l'opération le chien s'en aller ; il est un peu moins actif, mais il ne manifeste pas de difficulté à respirer, il ne présente pas d'emphysème.

L'opération eut lieu à huit heures du matin ; il est tué le lendemain à huit heures.

A l'autopsie, le diaphragme n'est pas déprimé, à l'ouverture de la poitrine il ne s'échappe pas d'air.

Les plaies pulmonaires sont petites et parfaitement réunies, entourées d'une légère ecchymose. L'insufflation du poumon ne laisse pas échapper d'air.

Ce cas peut se rapprocher de ce que nous avons observé dans les deux premières expériences que nous avons pratiquées sur des lapins, en faisant une ponction avec une aiguille.

Hewson a dû obtenir une plaie extrêmement petite, et il n'a dû s'échapper que quelques bulles d'air. Car si la lésion eût été plus grande, il se fût produit un pneumothorax, et comme il eût été double, le chien fût mort subitement.

Quand un chien a un pneumothorax seulement simple, sa respiration est des plus gênées, et quand il en a un double, ce qui eut lieu dans une expérience que nous ne croyons pas utile de rapporter, il meurt presque instantanément.

3e *expérience.* — Elle est fort incomplète, par suite de son manque de détail, et l'autopsie n'a pas été faite.

Hewson introduit une sonde mousse dans la poitrine

d'un lapin, et essaye de dilacérer le poumon. Il n'y eut pas d'emphysème ; il est probable que cet organe fut seulement repoussé et nullement atteint.

4e *expérience, pratiquée sur un lapin.* — Hewson ouvrit la plèvre pariétale sans intéresser le poumon, il insuffla de l'air; la respiration devint plus fréquente, il obtura la plaie, quand il l'a rouvrit, l'air sortit ; l'animal guérit.

Se produisit-il de l'emphysème ?

Quelle forme avait la plaie ?

5e *expérience.* — Hewson fit une plaie extérieure chez un chien, insuffla de l'air dans la poitrine, mais comme l'air put sortir naturellement, il n'y eut pas d'accident.

Pas d'autres détails.

De ces experiences, Hewson conclut que c'est l'air contenu dans la cavité du thorax qui occasionne les symptômes violents qui ont lieu à la suite du pneumothorax et de l'emphysème et non la simple blessure du poumon.

Roux, 1807, Mémoire sur l'utilité des adhérences de la plèvre. Chez un malade qui a une plaie pulmonaire et des adhérences, « l'air doit nécessairement s'échapper au dehors, la plèvre se trouve ainsi garantie de son impression, le poumon n'est pas gêné par sa présence » (1). Il dit de plus : « que l'emphysème s'établit plus aisément, que si l'état naturel de la plèvre, ou la simple contiguïté du pou-

(1) Page 78.

mon, permettait un épanchement dans cette membrane » (1).

Boyer, 1810. « Dans les fractures de côtes, les fragments étant dirigés vers la plèvre et le poumon, peuvent déchirer les organes, et donner lieu à une inflammation plus ou moins considérable, à l'épanchement de l'air dans la cavité de la plèvre, et à son infiltration dans le tissu cellulaire » (2).

Aucune réflexion sur le mode de production de l'emphysème.

Jonn Bell, 1814 (3). « Lorsque le poumon vient à être blessé, il y a une certaine quantité d'air qui passe à travers cette plaie, et qui s'épanche dans la cavité du thorax à chaque inspiration, et dans chaque expiration, l'air est chassé dans le tissu lamineux, et comme il n'y a pas d'ouverture à la peau, il s'étend de proche en proche, et distend bientôt tout le corps. Alors le poumon s'affaisse et ne se laisse plus distendre par l'air, il tombe en collapsus, ne respire plus, et les choses demeurent en cet état jusqu'à ce que la blessure du poumon soit guérie. Mais cet état devient lui-même une des conditions de la guérison. Car, tandis que le poumon s'affaisse et va s'appliquer sur les côtés de la colonne vertébrale, le calibre du vaisseau diminue, l'hémorrhagie s'arrête, la cicatrice s'opère, et elle se fait en partie par des adhérences, en partie par l'épaississement du tissu cellulaire qui entoure ses bords. C'est ainsi que le poumon redevient entier et que ses fonctions se rétablissent.

(1) Page 79.

(2) Traité des maladies chirurgicales, t. III, p. 246.

(3) Discourses on the nature and cure of wounds.

C'est, comme on peut le voir, la théorie de Jean-Louis Petit; mais ici, on voit de plus que John Bell cherche à expliquer la succession des phénomènes qui vont se passer après la lésion du poumon.

Abernethy, 1815, est beaucoup moins exclusif que John Bell; il admet le rôle que peuvent jouer les adhérences, tout en croyant à la théorie de Jean-Louis Petit.

« Je n'admets, dit-il, la théorie de John Bell que dans un certain nombre de cas.

« Dans les autres, ajoute-t-il, le poumon n'offre pas ce collapsus parce qu'il est adhérent aux parois du thorax.

« J'ai souvent observé, dit-il, des emphysèmes accompagnés d'une très-petite difficulté de respirer et d'autres accidents dont les apparences n'étaient pas plus fâcheuses que celles qui ont lieu dans les fractures simples sans blessure du poumon.

Breschet, 1815, dans son article *Emphysème* (1), admet la théorie de Jean-Louis Petit; il ajoute ensuite: « Une solution de continuité étant très-étroite, se ferme très-promptement soit par la tuméfaction inflammatoire qui survient, soit par la présence d'un caillot de sang, alors la sortie de l'air est empêchée. »

« Pour que l'emphysème survienne, il faut un déchirement, ou une crevasse d'une certaine étendue des vésicules aériennes et que rien ne s'oppose à l'issue de l'air ou à son passage dans le tissu lamineux. »

J'admets complétement l'opinion de Breschet et pense avoir démontré un peu plus loin, que l'issue de l'air dans le tissu cellulaire peut être empêchée par la forme même de la plaie.

(1) Dict., en 60.

Delpech, 1816 (1), dit que : « Dans les fractures de côtes, la plèvre pulmonaire et le tissu cellulaire du poumon peuvent être blessés par les fragments, d'où peut résulter un épanchement d'air dans le thorax et l'infiltration de ce fluide dans le tissu cellulaire. »

Reybard, 1827 (2), rapporte dans son mémoire, plusieurs expériences dont les résultats diffèrent de ceux que j'ai obtenus, mais que je crois cependant nécessaire de mentionner.

Il fait à la poitrine d'un chien une ouverture et place à demeure, dans cette ouverture, une canule assez forte, sur laquelle il réunit la plaie par première intention. L'air a donc un libre accès dans la cavité thoracique : il pratique une seconde plaie pénétrante à quelques pouces de la première ouverture, introduit son doigt dans le thorax et explore le poumon, et reconnaît qu'il ne cesse pas un seul instant d'être contigu, dans cet endroit, aux côtes, quoiqu'il soit affaissé autour de la canule par la colonne d'air qui se précipite dans la poitrine.

Je ne puis m'expliquer le résultat obtenu par M. Reybard.

Dans mes expériences, j'ai toujours vu, dès que la plèvre était ouverte, qu'il se produisait un pneumothorax immédiat et que le poumon dans toute son étendue était refoulé le long de la colonne vertébrale ; une seule chose pourrait empêcher ce phénomène de se produire, ce serait la présence d'adhérences.

Plus loin, on pourra voir que, dans ses expériences, M. Dolbeau a obtenu un résultat à peu près analogue.

(1) Traité des maladies chirurgicales, t. I, p. 236.

(2) Collection in-8°, t. LXIV. Mémoire sur les plaies pénétrantes de poitrine.

Reybard a voulu aussi étudier sur des chiens, le temps que pouvait mettre une plaie du poumon à se cicatriser.

Dans ce but, il ouvrit d'abord la poitrine d'un chien, blessa le poumon en quatre endroits, réunit ensuite la plaie extérieure par des points de suture. Le lendemain, il recommença la même opération sur le même chien du côté opposé. Trois jours après la première opération et deux jours après la seconde, l'animal fut sacrifié, on ouvrit la poitrine avec beaucoup de soin, pour ne pas blesser le poumon qu'on insuffla sous l'eau.

Les blessures datant de deux jours n'étaient pas cicatrisées et laissaient échapper de l'air. Le poumon blessé depuis trois jours donnait de l'air par deux blessures.

Un autre chien fut opéré de la même manière et tué le cinquième jour.

Quatre blessures datant de cinq jours étaient toutes cicatrisées; des quatre datant de quatre jours, l'une, qui était très-étendue, n'était pas cicatrisée et donnait de l'air.

Il a trouvé dans la poitrine constamment de l'air plus ou moins infect, rarement de la sanie putride et du sang décomposé.

Je regrette que M. Reybard ne parle pas de la présence ou de l'absence de l'emphysème ; ce qui serait important à connaître.

Du reste, il est très-croyable qu'il a dû faire de très-grandes plaies pour qu'elles missent un si long espace de temps à se cicatriser; car, si elles sont petites, elles ne laissent plus passer d'air, dans un temps très-court.

Je pense que c'est aussi l'opinion de M. Reybard, car il dit: (1)

(1) Page 172.

« J'ai remarqué que lorsque la plaie du poumon est très-large et très-profonde, l'air inonde presque continuellement la poitrine. »

Quelques lignes plus bas :

« J'ai aussi observé que les blessures de cet organe, à mesure que l'on s'éloignait de l'époque de l'observation, versaient moins d'air et que souvent, au bout de douze, vingt-quatre, trente-six heures, elles ne le laissaient plus échapper, quoiqu'elles ne fussent pas encore cicatrisées. »

« Reybard (1) a aussi étudié le développement du pneumo-thorax par une expérience directe et fort originale. Il fit, à la poitrine d'un chien, une large perte de substance qu'il ferma à l'aide d'un verre engagé profondément sous les muscles. Puis, il pratiqua d'un coup de bistouri une autre ouverture à la poitrine tout près de la première et y engagea une canule à vessie ; à l'autre extrémité de la vessie était fixé un tube qui lui permettait d'aspirer l'air contenu dans la plèvre. A mesure qu'il évacuait cet air, il voyait à travers le verre le poumon se dilater jusqu'à remplir enfin toute la cavité de la poitrine. Mais insensiblement et à mesure que la plaie de cet organe fournissait de l'air, on le voyait s'éloigner des côtes et s'affaisser sur le rachis. »

Je crois parfaitement que les choses doivent se passer ainsi, quoique je n'aie point répété l'expérience de Reybard.

Dupuytren, 1832 (2), cite des observations d'emphysème à la suite de plaies pénétrantes de poitrine.

(1) Malgaigne. Anatomie chirurgicale.

(2) Clinique chirurgicale.

Murat, 1836 (1), dans son article sur l'emphysème, décrit la théorie ancienne et l'admet.

M. Nélaton, 1848, dans ses *Eléments de pathologie chirurgicale*, MM. Gosselin et Denonvilliers, dans le *Compendium de chirurgie*, parlent de l'emphysème comme complication des fractures de côtes.

M. Beaufort (2), dans sa thèse sur l'emphysème, partage l'opinion d'Abernethy, c'est-à-dire qu'il pense qu'à la suite d'une fracture de côtes l'emphysème peut se produire de deux façons; le fragment osseux a déchiré une quantité plus ou moins considérable de cellules aériennes : « Le fluide contenu dans le poumon passe dans la cavité thoracique, où il est attiré par le vide qui tend à se faire pendant les mouvements d'inspiration. » Il dit de plus : « Il n'est pas cependant nécessaire qu'il y ait pneumothorax pour que l'emphysème puisse se produire, car si le poumon est adhérent dans le point où existe la fracture, l'air pourra passer directement du poumon dans la plaie sans l'intermédiaire d'une cavité qui n'existe pas. »

M. Poupelard, dans sa thèse (3), parle de l'emphysème, mais ne donne pas de théorie.

M. Gobil, dans sa thèse (4), soutient la théorie de Jean-Louis Petit.

Malgaigne, dans le *Bulletin thérapeutique* (5) et son *Anatomie chirurgicale*, s'est beaucoup occupé de cette question; il se fait le défenseur de la théorie de Jean-

(1) Dict., en 30 vol.
(2) Paris, 1853.
(3) Paris, 1855.
(4) Paris, 1858.
(5) 1842.

Louis Petit et combat la théorie des adhérences de M. Richet en disant à ce sujet « qu'elle ne s'appuie sur aucune expérience et qu'on ne peut citer en sa faveur aucune observation clinique.

Pour le prouver, il a recueilli les sept observations d'emphysème où l'autopsie a été pratiquée (1).

Quatre fois on a trouvé l'accumulation d'air dans la plèvre.

Une fois des adhérences, mais qui semblaient provenir de la lésion,

Une fois ni pneumothorax ni adhérence,

Enfin une observation muette sur tous ces points.

Je crois que M. Malgaigne est beaucoup trop exclusif.

La théorie de M. Richet peut être parfaitement vraie dans certains cas.

Au reste, M. Malgaigne considère cet emphysème comme un phénomène excessivement rare, puisque dans le nombre très-considérable de fractures de côtes qui ont passé sous ses yeux, il ne l'a rencontré qu'une seule fois.

Sans être très-commun, l'emphysème suite de fractures de côtes ne me semble pas aussi rare que le pense M. Malgaigne.

J'en ai eu, cette année, quatre exemples sous les yeux, dans le service de M. Panas

Aussi M. Malgaigne, pour expliquer la rareté de l'emphysème, tout en défendant la théorie de Jean-Louis Petit, pense, avec Hewson, que l'infiltration sanguine se produit tellement rapidement autour de la blessure pulmonaire qu'elle rend les cellules aériennes imper-

(1) 1859.

méables, et empêche ainsi la production du pneumothorax et de l'emphysème.

Je crois que pour que les choses puissent se passer ainsi, il faut que la blessure pulmonaire soit extrêmement petite.

M. le professeur Richet, dans son *Traité d'anatomie chirurgicale*, 1857-1859, à l'article des plèvres et du poumon, s'occupe de l'emphysème traumatique et se fait le défenseur de la théorie formulée par Roux, dans son mémoire sur l'utilité des adhérences dans les blessures de poitrine.

J'admets sur certains points, les opinions de ce professeur, mais il en est d'autres où je ne puis être de son avis.

Ainsi (1), après avoir réfuté l'opinion de Malgaigne, qui pensait « que la difficulté d'obtenir chez les animaux le pneumothorax et l'infiltration de l'air, au moyen de plaies par instrument piquant, tenait à l'infiltration sanguine qui vient mettre obstacle à la perméabilité des vésicules et par conséquent à l'issue de l'air. » Il émet une théorie.

Elle repose sur la locomotion du poumon et le défaut de parallélisme, entre les deux feuillets de la plèvre et il termine en disant « et c'est sans doute la raison pour laquelle, comme Hewson, comme Jobert, je n'ai jamais pu obtenir sur les chiens, un épanchement d'air dans la plèvre, et rarement un emphysème extérieur très-limité. »

Je ne puis m'expliquer le résultat obtenu par M. Richet. J'ai expérimenté sur dix animaux, des deux côtés

(1) Page 582.

de la cavité thoracique, des lapins et des chiens, vivants ou morts, j'ai toujours obtenu du pneumothorax et de l'emphysème, sauf chez les deux premiers lapins, chez lesquels j'avais fait une piqûre avec une aiguille très-fine qui avait produit une blessure tellement minime, que je n'ai pu en retrouver la trace à l'autopsie, ni sur la plèvre, ni sur le poumon.

Dans le même paragraphe, quelques lignes plus bas, « l'absence presque constante du pneumothorax et la rareté de l'emphysème extérieur dans les blessures du poumon, ne me paraissent pas susceptibles de recevoir une autre explication. »

Je crois que l'absence du pneumothorax et la rareté de l'emphysème tiennent à d'autres motifs ; je pense le démontrer dans les pages suivantes.

A la page 584, où il combat l'ancienne théorie ou théorie de Malgaigne, il dit : « L'emphysème extérieur, résultant de fractures de côtes, se rencontre assez fréquemment, quoi qu'en ait pu dire M. Malgaigne, et cependant c'est chose extrêmement rare que le pneumothorax traumatique, si rare qu'il en existe à peine quelques exemples dans la science. »

Pour expliquer ce phénomène, M. Richet ne trouve qu'un moyen, c'est la théorie des adhérences. Elles maintiennent les deux plèvres pariétale et viscérale en rapport plus ou moins intime, empêchent la rétraction du poumon, ne permettent la formation que d'un pneumothorax très-limité ou partiel et favorisent, si la plaie de la plèvre pariétale est étroite ou tortueuse, la production d'un emphysème.

Très-bien, quand il y a des adhérences, mais quand il n'y en a pas ! Comment expliquer l'absence du pneumothorax si rare qu'il en existe à peine quelques exemples dans la science?

M. Richet dit lui-même (1) : « Je trouve dans mes notes que, sur 75 cadavres, 36 fois seulement cet organe se présenta sans adhérences. »

C'est donc moitié; on peut admettre alors, qu'un individu sur deux qui se fracturent une côte, a de l'emphysème, pas de pneumothorax et pourtant pas d'adhérence; encore, je ne crois pas que ces adhérences soient aussi fréquentes que pourrait le faire entendre la statistique de M. Richet; car je dois à la bienveillance de mon maître M. Panas, qui s'est occupé de cette question, les renseignements suivants :

Lorqu'il était prosecteur de la Faculté, il a fait cette expérience : Sur 100 sujets il a ouvert successivement les deux plèvres, en plongeant un scalpel dans le cinquième espace intercostal; il a donc mis en réalité 200 cavités pleurales en rapport avec l'air extérieur. Sur ce nombre, 149 fois le poumon se rétracta, 51 fois ce fait ne se produisit pas. Dans les trois quarts des cas il y eut rétraction. La moyenne est donc plus élevée que ne le pensait M. Richet.

On comprend, en effet, parfaitement, qu'une adhérence au sommet du poumon ne puisse empêcher la rétraction presque complète d'un poumon s'il est atteint dans son quart inférieur.

J'admets donc que les faits se passent selon la théorie de M. Richet quand il y a des adhérences. Mais quand il n'y en a pas, je crois, et mes trois dernières expériences le démontrent, que si, dans ce cas, on ne trouve pas de

1) Page 580.

pneumothorax, c'est qu'il est très-passager et qu'il disparaît dans un temps très-limité, quand la plaie pulmonaire est oblitérée.

Je trouve dans la thèse de M. Dolbeau (1) cette phrase : « Dans une conversation avec M. Richet, j'ai pu me convaincre qu'il n'avait pas sur sa question, des opinions aussi exclusives que me l'avait fait penser la lecture de son livre. »

Je ne connais point les opinions intimes de cet honorable professeur, seulement je ne puis accepter sans restriction sa théorie sur l'emphysème traumatique.

Voici *in extenso*, ses conclusions (2) :

« 1° Dans les plaies pénétrantes de poitrine avec ou sans lésion du poumon, de même que dans les déchirures de cet organe sans plaie extérieure, la rétraction de ce viscère est un phénomène redoutable, mais rare, qui ne se produit que quand le poumon est libre d'adhérences, ces dernières s'opposant efficacement à son affaissement.

« 2° L'emphysème extérieur est rare lorsqu'il n'existe pas d'adhérences.

« 3° Dans ce dernier cas, le pneumothorax est grandement à redouter.

« 4° Enfin les adhérences favorisent la production de l'emphysème extérieur, alors le pneumothorax complet est impossible, aussi bien que la rétraction pulmonaire, mais on peut obtenir un pneumothorax partiel plus ou moins étendu. »

Je n'ai pas, dans mon travail, étudié la gravité et les

(1) 1861.

(2) Page 590.

complications des plaies pénétrantes de poitrine, je ne puis donc avancer à ce sujet, une opinion que je ne pourrais appuyer sur des expériences ; mais comme je me suis occupé des déchirures du poumon sans plaie extérieure, je me permettrai de n'être point de l'opinion de M. Richet, quand il dit :

« La rétraction du poumon est un phénomène redoutable. »

Voilà un fait qui, à mon avis, ne peut être discuté par personne, puisqu'il met l'individu dans des conditions très-fâcheuses, au point de vue de l'hématose, occasionne un trouble notable dans tout l'organisme, une dyspnée souvent effrayante et cause même quelquefois la mort du malade. Mais, dans bien des cas, il n'est pas aussi redoutable que M. Richet le suppose.

Pour moi, et je crois l'avoir démontré dans mes expériences, lorsque la plaie pulmonaire est peu considérable, la rétraction du poumon n'est qu'un phénomène passager, puisqu'au bout d'un temps plus ou moins long, il est vrai, et qui tient à la grandeur, à la forme de la plaie pulmonaire, à la rapidité avec laquelle cette plaie s'est oblitérée par un caillot, sous l'influence des mouvements respiratoires dont l'intensité va toujours en augmentant, on voit la rétraction du poumon diminuer peu à peu, l'air contenu dans la cavité pleurale venant à être résorbé s'il n'y a pas de plaie à la plèvre pariétale ; si au contraire cette plaie existe, l'air est expulsé dans le tissu cellulaire où il forme de l'emphysème.

Cette rétraction est rare et elle ne se produit, « que quand le poumon est libre d'adhérences, ces derniers s'opposant efficacement à son affaissement. »

Je crois avoir démontré plus haut que cette rétraction ne doit pas être aussi rare que le dit M. Richet, puisque trois sujets sur quatre n'ont pas d'adhérences ou n'en ont pas de suffisantes pour l'empêcher.

« L'emphysème extérieur est rare lorsqu'il n'existe pas d'adhérences. »

C'est ici surtout, que je ne puis partager l'opinion de M. Richet. Dans huit expériences, j'ai eu de l'emphysème et pas un des animaux ne présentait d'adhérences.

Voici, du reste, l'expérience qui lui a fait penser que l'emphysème était si rare.

Je cite, *in extenso* (1).

« Sur un sujet dont les poumons à la percussion me paraissaient parfaitement sains, j'enlevai au niveau du troisième espace intercostal, dans l'étendue de trois centimètres environ, la peau et les muscles intercostaux jusqu'à la plèvre pariétale exclusivement, en prenant les plus grandes précautions pour ne pas intéresser cette membrane, et par conséquent ne pas ouvrir la cavité pleurale. Grâce à la transparence du feuillet séreux, je pus voir que le poumon, d'un gris rosé, était exactement appliqué contre la paroi costale et que dans ce point, au moins, il n'existait pas d'adhérence. »

« Ceci bien constaté, je soulevai la peau qui recouvrait le quatrième espace intercostal et à la base de ce pli, je fis pénétrer dans la poitrine un ténotome aigu et recourbé en forme de canif, avec tout le soin nécessaire, pour que l'air extérieur ne s'introduisît point dans la plèvre.

« Je pratiquai alors au poumon une plaie de l'étendue d'un demi-centimètre environ, autant qu'il me fut pos-

(1) Page 572.

sible d'en juger par le mouvement que j'imprimai à l'instrument. Pendant ce temps, l'œil fixé sur le point où j'avais mis la plaie à découvert, je constatai qu'il ne s'était pas opéré le plus léger changement dans les rapports du poumon avec la paroi costale. Je retirai alors mon ténotome avec les mêmes précautions que j'avais prises pour l'introduire.

« J'avais donc ainsi fait au poumon une plaie qui mettait la cavité pleurale en rapport avec l'atmosphère par l'intermédiaire des culs-de-sac bronchiques et si la théorie précédemment exposée de la rétractilité pulmonaire était vraie, en pratiquant la respiration artificielle, l'air devait pénétrer dans la plèvre, et le poumon s'affaisser. Or c'est ce qui précisément eut lieu. Un aide fit à l'aide d'un tube préalablement adapté à la trachée, l'insufflation pulmonaire, puis je pressai doucement sur la paroi thoracique, de manière à simuler le jeu de la respiration et nous vîmes d'abord le poumon qui glissait à frottement contre la paroi costale, descendant dans l'inspiration, remontant dans l'expiration, s'en détacher tout à coup et assez brusquement, sans qu'il fût dès lors possible par la plus violente projection d'air dans la trachée, de le faire s'accoler de nouveau contre la plèvre pariétale. »

« La résonnance tympanique étendue à tout le côté correspondant du thorax, nous démontra qu'il s'était effectué là un épanchement d'air dans la cavité pleurale. »

Quelques lignes plus loin :

« N'oublions pas de dire qu'il ne se manifesta pas le moindre signe d'emphysème extérieur dans le point correspondant à la plaie faite aux parois thoraciques. »

J'ai tenu à citer textuellement, pour pouvoir plus facilement démontrer, je l'espère, quel est le point de l'expérience qui a pu induire M. Richet en erreur. Du reste, en lisant cette expérience, un premier fait m'avait d'abord frappé ; c'est que ce professeur la faisait à deux points de vue :

1° Pour confirmer l'exposé de sa théorie sur la rétractilité pulmonaire, théorie du reste, qui est parfaitement vraie.

2° Pour étudier l'emphysème traumatique. Il se mettait assez peu dans des cas analogues à ceux qui doivent se passer quand un fragment de côte vient à perforer la plèvre pariétale et le poumon.

Avec son ténotome, il fait une plaie très-nette, très-régulière, ce qui n'a jamais lieu quand un fragment osseux, plus ou moins irrégulier, vient à perforer le poumon.

Mais ce qui est plus important, c'est la manière dont il intéresse la plèvre pariétale avec son ténotome.

Il est, en effet, facile de comprendre que, par ce moyen, il faisait une plaie linéaire très-régulière et oblique, son instrument étant dirigé obliquement de bas en haut. Cette plaie, taillée en biseau et semblable à l'ouverture des uretères dans la vessie, va jouer, par rapport à l'air épanché dans la cavité pleurale, le rôle d'une soupape et l'empêcher complétement de sortir de cette cavité et de produire de l'emphysème. Il faut aussi joindre à cela, que, de cette manière, elle se trouve dans les meilleures conditions pour être obturée par la contraction des muscles. Or, ces deux conditions s'ajoutant l'une à l'autre, il est évident que la production de l'emphysème est un phénomène exceptionnel.

Dans une fracture de côtes, les choses se passent-elles ainsi? Non. La plèvre pariétale est déchiquetée d'une manière très-irrégulière, ce qui l'empêche d'être complétement obturée par la contraction des muscles; de plus, elle n'a pas cette obliquité qui peut lui faire jouer le rôle de soupape.

Était-il possible de produire des conditions semblables sur un sujet? Si cela pouvait se faire, verrait-on se produire de l'emphysème, ou le résultat serait-il le même que celui obtenu par M. Richet?

L'expérimentation seule pouvait donner la solution de ces questions.

EXPÉRIENCE.

Sur un très-jeune sujet, afin d'éviter, le plus possible, la présence d'adhérences pleurales. je fis l'expérience suivante :

Sur le côté droit du thorax, un peu en dehors du mamelon, dans le quatrième espace intercostal, je coupai la peau dans une étendue qui pouvait avoir 2 centimètres de côté; j'enlevai ensuite le tissu cellulaire sous-cutané, la partie du grand pectoral qui est immédiatement située au-dessous, et cela d'une manière intégrale, jusqu'à la surface externe des quatrième et cinquième côtes.

Cela fait, j'enlevai les muscles intercostaux, avec le plus grand soin, de façon à mettre à nu la surface externe de la plèvre, dans l'étendue de 1 centimètre carré.

A travers la transparence de ce feuillet, j'aperçus très-nettement le tissu rosé du poumon, et la présence fortuite en ce point d'un vaisseau d'un calibre assez fort pour être vu facilement à travers la plèvre, me servit bientôt de point de repère pour l'appréciation exacte des mouvements du poumon dans l'acte respiratoire.

Puis, du même côté, dans l'espace intercostal situé immédiatement au-dessous, tout à fait vers la partie externe, je fis à la peau une incision de forme circulaire de 2 centimètres de diamètre; je disséquai cette peau que je laissai adhérente par le tiers supérieur de sa circonférence. J'eus donc ainsi un lambeau de peau ayant la forme d'une soupape; je le relevai en haut en lui laissant le tissu cellulaire sous-cutané, et la couche musculaire que je séparai nettement dans le plan qui est immédiatement continu à la surface externe des côtes et des muscles intercostaux.

Dans l'espace intercostal mis à nu, au milieu de la partie ainsi découverte, j'enlevai, toujours avec le plus grand soin, les muscles intercostaux, et je mis à nu la surface externe de la plèvre pariétale, mais toutefois dans une étendue moindre que précédemment.

Ici encore, grâce à la transparence de la plèvre, je vis parfaitement bien le tissu pulmonaire.

Ensuite, au milieu de cette espèce de cavité, je plaçai une aiguille recourbée, à plat sur sa convexité, mais qui, lorsque le moment fut venu, pût être facilement retournée, la pointe dirigée d'avant en arrière, et aller, en s'enfonçant du côté de la cavité thoracique, perforer la plèvre pariétale et le poumon.

Cela fait, et l'aiguille maintenue dans une position parallèle à celle de la surface thoracique, je rabattis de haut en bas la portion semicirculaire de téguments, je fis une suture avec les parties molles la joignant, de manière à établir entre elles la connexion la plus intime, et, pour assurer plus sûrement encore cet affrontement, je passai sur la surface de l'incision une couche de collodion.

Je mis alors la trachée à nu dans la plus grande partie de son étendue cervicale; je la séparai nettement du larynx et la disséquai dans toute sa surface, pour la fixer ensuite solidement au tube d'un insufflateur.

Un aide insuffla de l'air pour imiter l'inspiration, et il se produisit la série de phénomènes suivants :

Léger soulèvement des parties molles sous-diaphragmatiques,

Soulèvement des parois thoraciques,

Pendant que, grâce à la transparence de la plaie, je vis le poumon glisser de haut en bas.

Puis, pour imiter l'expiration, je n'abandonnai pas seulement les parties à leur propre rétractilité; je pressai doucement sur les parois latérales et je vis alors le poumon glisser de bas en haut.

Alors, je retournai mon aiguille courbe, la dirigeant d'avant en arrière; je perçai la plèvre, en faisant exécuter des mouvements de latéralité, pour avoir une plaie suffisante; puis je l'enfonçai dans le poumon, dans l'étendue de 1 centimètre à peu près.

Je retirai ensuite l'aiguille avec précaution, le doigt maintenant appliquée contre elle la peau qui la recouvrait, pour, avec du collodion, obturer de suite le petit trou fait aux téguments.

L'œil fixé sur la surface de la plèvre mise à découvert, m'a permis de constater que la face externe du poumon n'a pas cessé d'être en contact immédiat avec la plèvre pariétale.

Je pratiquai l'insufflation et constatai pendant un instant le glissement très-net du poumon, puis il se détacha tout à coup de la plèvre, au travers de laquelle il fut impossible de le voir. La paroi costale se souleva, et devint beaucoup plus sonore à la percussion que celle du côté opposé : en un mot, il se produisit un pneumothorax.

Les mouvements respiratoires furent continués, et à peine quatre ou cinq eurent-ils été exécutés qu'une petite intumescence apparut au niveau du point où la piqûre avait été pratiquée. Cette tuméfaction, d'abord peu sensible, s'accentua de plus en plus ; elle s'étendit un peu en bas, mais surtout vers la partie supérieure, et à peine vingt ou vingt-cinq mouvements respiratoires eurent-ils été exécutés qu'elle remontait jusqu'au sommet de l'aisselle, en arrière jusqu'au bord axillaire de l'omoplate, et en avant, à très-peu de distance de la surface où la plaie mise à nu m'avait servi de point d'observation. La crépitation caractéristique de l'emphysème sous-cutané y fut des plus faciles à percevoir.

Du côté gauche, je répétai la même expérience, seulement je blessai le poumon de la manière suivante :

Je fis un pli à la peau, tout à fait à la partie externe de la cavité thoracique, puis à sa base, je fis pénétrer la même aiguille courbe, et j'allai perforer le poumon dans une étendue à peu près égale à celle du côté opposé. J'eus le soin, en faisant cette opération, de maintenir la peau parfaitement appliquée sur l'aiguille, pour m'opposer à toute entrée de l'air extérieur. Puis, j'imprimai à l'aiguille des mouvements alternatifs à droite et à gauche, de façon à déchirer la plèvre pariétale d'une manière irrégulière et dans une étendue suffisante. Pour éviter de pratiquer une plaie oblique et régulière comme l'obtenait M. Richet, je retirai l'aiguille avec soin et obturai avec du collodion la petite plaie faite par son passage.

Les mouvements respiratoires établis de nouveau, j'obtins un résultat tout à fait analogue à celui du côté opposé. Du côté gauche, l'emphysème n'était pas aussi étendu en hauteur, mais il avait gagné un peu plus en bas et s'était avancé beaucoup plus vers la partie postérieure. En avant l'air infiltré atteignait l'endroit où avait été pratiquée la plaie qui mettait la plèvre à nu. Cette plaie présentait à sa surface un certain degré de suintement séreux ; l'air vint se faire jour à l'extérieur, sous forme de bulles fines et nombreuses éclatant à la surface du liquide.

L'expérience étant suffisamment concluante, j'ouvris la cavité thoracique; des deux côtés existait un pneumothorax des plus manifestes, et, à l'ouverture des cavités pleurales, l'air sortit en sifflant, au premier coup de scalpel, et je vis les parois thoraciques s'affaisser un peu.

Les plaies des plèvres pariétales étaient très-remarquables ; à droite la solution de continuité avait 5 ou 6 millimètres carrés d'étendue, et ses bords étaient irrégulièrement déchirés. A gauche, la solution de continuité était plus nette ; elle avait aussi 5 ou 6 millimètres d'étendue ; les lèvres de la plaie étaient séparées dans une direction rectiligne et écartées entre elles de 3 à 4 millimètres.

Les poumons étaient parfaitement sains et ne présentaient pas de traces d'adhérences. Les plaies pulmonaires n'ont pu être constatées à la vue, mais, les poumons enlevés, mis sous l'eau, et l'insufflation pratiquée, je vis des bulles d'air s'échapper de deux points de sa surface ; l'un à droite, l'autre à gauche. A droite, les bulles étaient un peu plus volumineuses et plus nombreuses.

Sur ce même sujet, voulant constater *de visu* la forme que pourraient présenter les plaies de la plèvre, lorsque celle-ci est lésée par les côtes, je fis quatre fractures en courbant fortement ces os dans un sens contraire à celui de leurs courbures normales.

Aux points qui correspondaient à ces fractures, la plèvre était déchirée. La solution de continuité n'était pas très-étendue; mais elle était irrégulière et les lèvres de l'ouverture étaient maintenues écartées dans une petite étendue.

Je pense que l'expérience que j'ai pratiquée sur les deux côtés de mon sujet fait voir que, si M. Richet n'a pas obtenu d'emphysème, cela tient seulement à la manière dont il a pratiqué la plaie à la plèvre pariétale.

J'adopte, du reste, les troisième et quatrième conclusions, émises par le savant professeur pour résumer sa théorie sur l'emphysème,

« 3° Que, dans ce dernier cas, le pneumothorax est grandement à redouter. »

Il est évident que lorsqu'il n'y a pas d'adhérence le

pneumothorax, qui existe toujours, est à redouter; mais, je le répète encore ici, il n'y a rien de fixe, et la gravité de la maladie dépend d'une foule de circonstances dont j'ai déjà parlé.

« 4° Enfin que les adhérences favorisent la production de l'emphysème extérieur; alors le pneumothorax complet est impossible aussi bien que la rétraction pulmonaire, mais on peut obtenir un pneumothorax partiel plus ou moins étendu. »

Les expériences faites par M. Richet, diverses autopsies d'individus qui avaient succombé à la suite de fractures de côtes présentant un emphysème plus ou moins étendu et un pneumothorax, mettent ces faits complètement hors de doute.

En 1860, M. Dolbeau, dans sa thèse d'agrégation, traitait d'une manière complète l'emphysème traumatique en général, et en particulier celui qui survient à la suite de fractures de côtes. A cette époque, il se trouva en présence de deux théories, celle de Malgaigne, ou théorie ancienne, et la théorie nouvelle inaugurée par M. Roux, et à laquelle, dans son *Traité d'anatomie chirurgicale*, M. Richet venait de donner un nouveau lustre. Pour se faire une opinion, il fit lui-même des expériences.

Elles diffèrent un peu des miennes au point de vue du procédé opératoire bien que souvent les résultats que j'ai obtenus soient identiques aux siens.

Je crois cependant que M. Dolbeau n'a peut-être pas pris toutes les précautions nécessaires pour se mettre à l'abri des causes d'erreur, pour éviter, par exemple, l'infiltration de l'air extérieur soit sous les téguments, soit dans la cavité pleurale. Je ne vois point non plus dans aucune de ses expériences que la cavité thoracique ait été ouverte sous l'eau, et qu'il ait même cherché à s'assurer si le poumon avait repris son volume normal, ce qui est facile à constater, grâce à la transparence du diaphragme.

Je me contenterai de mentionner, en les discutant, les résultats qu'il a obtenus.

Page 21 : « Dans une première série de recherches nous mettons la plèvre costale à nu, et nous faisons à cette membrane une incision de 1 centimètre ; aussitôt, d'après la théorie, l'air devrait y pénétrer et le poumon revenir sur lui-même ; il n'en est rien cependant.

Je me trouve en désaccord le plus complet sur ce point avec M. Dolbeau. Dans mes expériences, j'ai toujours vu le poumon se rétracter dès que la plèvre pariétale vient à être lésée, même dans une étendue beaucoup plus petite que 1 centimètre. Comment se fait-il que j'aie trouvé un résultat tout à fait opposé à celui de M. Dolbeau? c'est ce que je ne puis m'expliquer.

Je dirai cependant que M. Anger, qui a fait également quelques recherches sur ce sujet, a, lui aussi, toujours vu le poumon se rétracter.

Je n'ai donc pu constater, et pour la raison dont je viens de parler, « que, si avec un instrument mousse on éloigne le poumon, l'air pénètre avec bruit pour ressortir pendant l'expiration, et le poumon vient se réappliquer à la paroi comme si rien ne s'était passé.

« Si, après avoir laissé la plèvre se remplir de gaz, on ferme la plaie des téguments, on observe, pendant l'expiration, le soulèvement de la peau par l'air contenu dans la poitrine, et celui-ci ne tarde pas à s'infiltrer au loin, surtout si l'animal fait un effort. »

En pratiquant cette opération dans les mêmes conditions, j'ai obtenu un résultat identique.

« Au bout d'un temps variable il n'y a plus d'air dans la plèvre, et les symptômes de l'emphysème ne peuvent plus être perçus. »

On pourra voir à la deuxième partie de ce travail que j'ai à peu près observé les mêmes phénomènes ; seulement je regrette ici que M. Dolbeau ne soit pas plus précis et plus explicite dans son expérience ; « au bout d'un temps variable » est très-vague, et puis surtout si l'air disparaît de la plèvre avant, pendant ou après la production de l'emphysème, et si l'on a constaté d'une manière quelconque le moment de cette disparition.

Voici, du reste, ses conclusions (1) :

« 1° Les lésions de la plèvre pariétale sans blessure du poumon ne s'accompagnent pas nécessairement de l'entrée de l'air dans la poitrine ; mais si, par une cause quelconque, l'instrument vulnérant par exemple refoule l'organe, l'air fait irruption. »

Je viens de dire ce que je pensais de cette conclusion.

» 2° Si l'air pénètre dans la plèvre, il en est bientôt expulsé, et il s'établit un mouvement alternatif d'entrée et de sortie ; mais si la surface cutanée vient à être fermée, l'air s'infiltre aussitôt. »

Il y a bien, en effet, un mouvement alternatif d'entrée et de sortie, mais jamais la cavité pleurale ne se vide complétement, jamais le poumon ne vient se réappliquer contre la plèvre pariétale.

(1) Page 22.

« 3° Dans ces cas déterminés, l'emphysème est rare, car la pénétration de l'air exige des conditions qui en favorisent également la sortie et qui s'opposent, par conséquent, à l'infiltration. »

Je crois que non, si on a pris des précautions convenables, ou plutôt si on n'a pas affaire à une plaie trop régulière comme celle qui résulte de la piqûre d'une aiguille ou une plaie linéaire, quand on opère avec un bistouri bien affilé.

« 4° Dans les lésions de la plèvre sans blessure des poumons, l'emphysème doit être considéré comme un phénomène exceptionnel. »

Je ne partage pas complétement l'opinion de M. Dolbeau. Oui, certainement, l'emphysème doit être considéré comme un phénomène exceptionel, quand la plaie reste béante ; quand elle est obturée, je crois, au contraire, que l'emphysème est la règle et que le phénomène tarde peu à se produire, comme j'ai pu le voir sur le chien qui fait le sujet de ma cinquième expérience.

C'est surtout pour la seconde série de ses recherches, que je regrette que les expériences de M. Dolbeau ne soient pas décrites avec plus de détails.

« Je plonge un scalpel à une profondeur suffisante pour blesser le poumon..., les résultats ultérieurs sont variables; dans certains cas, tout est terminé, et l'autopsie démontre seulement la lésion du poumon cicatrisé. »

Les phénomènes se passent ainsi, quand la plaie est faite avec un instrument très-petit, une aiguille par exemple, mais je m'étonne qu'avec un scalpel, M. Dolbeau ait obtenu un résultat pareil. M. Reybard a plongé plusieurs fois des scalpels dans le tissu pulmonaire et il a toujours vu se produire un pneumothorax. Il me semble qu'ici il eût été bien nécessaire d'ouvrir la cavité thoracique sous l'eau pour voir si les cavités ne contenaient point la moindre bulle d'air, puisque, dans certains cas, il peut y avoir pneumothorax sans emphysème.

« Le gaz s'infiltre de proche en proche. Le phénomène va en diminuant, puis tout cesse, probablement au moment où la plaie pulmonaire, venant à se cicatriser, cesse elle-même d'envoyer de l'air. »

Je ne crois pas que les faits doivent être tout à fait interprétés de cette façon. Le phénomène, c'est-à-dire l'emphysème, ne va plus augmenter mais diminuer en se résorbant, quand la plaie pulmonaire sera cicatrisée. Oui, surtout quand le poumon ayant repris son élasticité première aura chassé l'air contenu dans la cavité pleurale et dans certains cas même, l'emphysème ne se produit que lorsque le poumon cicatrisé expulse l'air contenu dans la plèvre.

M. Dolbeau admet que l'air s'épanche dans la cavité pleurale avant de passer sous les téguments. Je pense, dans mes expériences, avoir complétement demontré ce fait.

Voici les conclusions sur lesquelles M. Dolbeau s'appuie pour prouver ce fait, conclusions que j'accepte.

« Avant de passer sous les téguments, l'air s'épanche-t-il dans la cavité pleurale? La chose nous a paru certaine.

« 1° Nous en avons constaté la présence dans le sac séreux. »

« 2° La plaie du poumon cesse d'être en rapport avec

celle de la paroi. Donc la cavité de la plèvre sert d'intermédiaire.

« 3° Enfin l'analogie entre les symptômes observés et ceux que l'on constate, quand, après la pénétration de l'air extérieur, la plaie cutanée vient à être fermée, etc. »

A l'autopsie, M. Dolbeau n'a pas trouvé d'adhérences, mais seulement de petits tractus fibreux qui n'étaient pas suffisants pour empêcher la rétraction du poumon. Je n'ai pas trouvé, chez mon chien, d'adhérences entre les deux plèvres, seulement une petite fausse membrane au pourtour de la plaie.

Voici les conclusions définitives que M. Dolbeau tire de ses expériences :

« 1° L'emphysème par lésion du poumon est précédé d'un certain degré de pneumothorax.

« 2° L'infiltration de l'air n'exige pas la présence d'adhérences solides qui tiendraient les deux plèvres viscérale et pariétale dans un rapport fixe.

« 3° L'oblitération de la plaie bronchique fait cesser l'emphysème, mais si la plaie pulmonaire reste béante, condition très-difficile à obtenir chez les animaux, l'emphysème serait permanent. »

On pourra voir dans la seconde partie de ce travail qu'elles sont à peu près identiques aux miennes, seulement, j'ai dit à la page précédente quels sont les motifs qui me font un peu différer d'opinion au sujet du moment où l'emphysème vient à cesser.

M. Morel-Lavallée, en 1863, dans un article publié dans la *Gazette médicale*, s'occupe de la production, des symptômes, du diagnostic, du pronostic et du traitement de l'emphysème.

Il parle d'abord des phénomènes qui ont lieu dans les

plaies qui intéressent la plèvre, sans qu'il y ait lésion du poumon, puis de ceux qui ont lieu lorsque le poumon est atteint, qu'il soit libre dans la cavité pleurale ou qu'il présente des adhérences. Mais il envisage surtout la question à un certain point de vue. Il s'occupe de la manière dont l'air s'infiltre dans le tissu cellulaire.

Dans aucune partie de son travail, il n'avance une opinion qui prouve qu'il se range soit à la théorie de Malgaigne, soit à celle de M. Richet, soit à une autre théorie.

M. Demarquay, en 1866, a publié un traité de la Pneumatose.

Dans ce travail, il n'a point fait des expériences pour vérifier les théories qui ont actuellement cours dans la science, il se range à l'opinion de M. Dolbeau pour les phénomènes que l'on voit survenir dans les plaies pénétrantes avec ouverture de la cavité pleurale, mais sans lésion du poumon. Lorsque les vésicules pulmonaires ont été ouvertes, M. Demarquay accepte la théorie de M. Richet, quand le sujet a des adhérences; quand il n'en a point il se range à l'opinion de Jean-Louis Petit et de Malgaigne.

Il dit (1) : » En vérité cette dernière disposition « (l'adhérence du poumon) est bien plus favorable au « développement de l'emphysème que la disposition « contraire; mais il ne s'ensuit point que dans ce der- « nier cas l'emphysème soit impossible. »

M. Demarquay pense donc que, lorsqu'il n'y a pas d'adhérences, le pneumothorax et l'emphysème se produisent aussi bien que lorsqu'ils existent, car il dit (2) :

(1) Page 223.
(2) Page 238.

« Dans ce dernier cas, l'air ne passe pas directement « de la déchirure à travers la plaie pariétale, car le « rapport des deux solutions de continuité est immé- « diatement détruit par les mouvements respiratoires. « L'air s'épanche d'abord dans la plèvre à chaque in- « spiration, de là s'échappe à l'expiration suivante par « la déchirure pariétale. »

Je ne pense pas que dans tous les cas les choses se passent de cette manière. Cela peut arriver quand la plaie pulmonaire est large, mais quand elle est étroite ce n'est pas à l'expiration suivante que l'air passe dans le tissu cellulaire; il s'écoule un certain temps pour que l'on voie l'emphysème se produire, du moins c'est ce que m'a démontré ma cinquième expérience.

Je ne puis non plus partager l'opinion de M. Demarquay quand il dit (1) : « L'affaissement du poumon peut « même être complet et son action supprimée; dès lors « l'air n'arrivant plus, l'emphysème cesse de se pro- « duire. »

Certainement, pendant un certain temps, tant que le poumon sera affaissé, l'emphysème ne se produira pas; mais cela ne sera que passager; dès que la plaie pulmonaire sera cicatrisée, le poumon recommencera à se laisser distendre et chassera l'air contenu dans la cavité pleurale, d'où emphysème.

M. Anger, dans sa thèse d'agrégation, 1866, à propos des plaies pénétrantes de poitrine, s'est aussi occupé de l'emphysème traumatique; il expose dans son travail les différentes théories qui ont actuellement cours dans la science. Puis il cite quelques expériences qu'il a faites pour élucider la question.

(1) Page 238.

Je vais mentionner ici très-rapidement les résultats qu'il a obtenus, tout en regrettant que ses expériences ne soient pas décrites plus complétement, et que M. Anger ait négligé de prendre quelques précautions qui me semblent indispensables.

La *première expérience* est en contradiction avec celle de M. Dolbeau. M. Anger incise la plèvre à gauche et voit immédiatement le poumon se rétracter. A droite il trouve aussi le poumon rétracté. A quoi attribuer cette rétraction du poumon à droite?

M. Anger cite l'expérience sans en tirer aucune déduction :

Deuxième expérience. Elle fut faite sur un chien. Plaie pénétrante du poumon à gauche. Rétraction du poumon; issue de l'air; en même temps il sort du sang par la plaie. On l'obture, il se produit un emphysème très-étendu. A l'autopsie on trouve les deux poumons rétractés.

Pourquoi? Pas de détails. On constate une petite plaie du poumon. Comment était-elle? M. Anger ne dit pas si elle offrait un caillot, si elle était obturée.

Troisième expérience, faite sur un lapin. La plèvre pariétale est mise à nu à droite et on la respecte. On voit glisser le poumon dans un espace équivalent à 2 centimètres (cela me semble exagéré, je n'ai jamais vu le poumon, chez le lapin, avoir des glissements dépassant quelques millimètres).

La plèvre est incisée; il y a pénétration de l'air. A gauche, plaie sous-cutanée faite au poumon avec un scalpel à lame étroite. Pneumothorax; emphysème. A l'autopsie, épanchement de sang remplissant la cavité gauche du thorax. La bronche gauche et l'artère pulmonaire ouvertes un peu avant la division et l'entrée de cette dernière dans le poumon.

A la fin de la thèse de M. Anger, je trouve la relation de plusieurs expériences faites à Alfort sur des animaux; elles ont peu de trait à notre sujet, car les expérimentateurs semblent avoir voulu surtout étudier le mécanisme de la formation de la hernie du poumon.

Dans la première expérience, sur un chien, on fait une plaie pénétrante du poumon avec un bistouri. Dix minutes se passent et il ne se produit point d'emphysème, résultat qui concorde avec nos recherches. A l'auscultation on constate une diminution du murmure vésiculaire. La plèvre, mise à nu, montre que le poumon s'est rétracté.

Le reste de l'expérience n'a pas de rapport à notre sujet, pas plus que la deuxième expérience.

La *troisième expérience* est faite sur un cheval. On pratique une ponction du poumon avec un bistouri. La plaie est obturée avec soin. Pas de phénomènes apparents au bout d'une demi-heure (l'auscultation n'est pas pratiquée). Incision à l'endroit de la ponction. Hernie du poumon.

DEUXIÈME PARTIE.

Nous allons maintenant exposer successivement les expériences que nous avons faites sur des lapins et sur des chiens, et nous montrerons comment l'expérimentation nous a conduit à notre théorie sur l'emphysème traumatique.

Mes expériences peuvent se diviser en deux séries.

La première est la moins importante, car comme en commençant je n'avais pas une ligne de conduite bien nette, je n'ai d'abord voulu que rechercher quels étaient les phénomènes consécutifs à une plaie pulmonaire; j'ai voulu voir comment se comportait un poumon lorsqu'il venait à être perforé; j'ai voulu constater s'il y avait rétraction de cet organe, épanchement de l'air dans la cavité de la plèvre, et production d'emphysème.

Cette série comprend cinq expériences faites sur des lapins; je sais bien que, quoique j'y aie mis beaucoup de soin, elles peuvent donner prise à la critique; si je les cite dans ce travail, c'est seulement pour montrer la marche que j'ai suivie, et faire voir comment elles m'ont conduit à me placer dans certaines conditions spéciales pour éviter les causes d'erreur.

La seconde série comprend également cinq expériences, trois faites sur des lapins morts, et deux, que je considère comme les plus concluantes pratiquées sur des chiens vivants, et qui serviront à établir ma théorie sur l'emphysème.

PREMIÈRE SÉRIE.

Première expérience. Je pris un lapin vigoureux, et, avec une aiguille fine, je perforai la peau et le poumon; puis je retirai mon aiguille et examinai avec soin le lapin pendant un quart d'heure; il ne se manifesta aucun phénomène; le lapin ne parut pas souffrir, la respiration fut aussi normale qu'avant la ponction. Au bout de deux heures, les choses étaient dans le même état. Le lendemain, avec la même aiguille, je fis des deux côtés du thorax une nouvelle piqûre à côté de la première, je n'obtins aucun résultat. Je sacrifiai le lapin, et à l'autopsie je vis que la plèvre et le poumon étaient parfaitement sains.

Deuxième expérience. Je crois inutile de la décrire en détail; elle fut faite dans les mêmes conditions et ne fournit aucun résultat.

Troisième expérience. J'attribuai à la petitesse de l'instrument piquant le résultat négatif de mes deux premières expériences. Je recommençai sur un lapin vivant et après l'avoir attaché par les quatre membres à une planche, sur le côté droit, dans le quatrième espace intercostal, j'enfonçai dans le poumon, en suivant une direction un peu oblique, une aiguille d'un volume double de celle dont je m'étais servi avant. L'aiguille fut enfoncée de 1 centimètre et demi dans la peau et le tissu pulmonaire. L'animal ne manifesta point de souffrance apparente; la respiration fréquente, comme elle l'est toujours chez le lapin, ne présenta aucun phénomène particulier : il ne se produisit ni emphysème ni pneumothorax.

Au bout de deux heures, le lapin étant toujours dans le même état, sur l'autre côté je fis une ponction d'une manière analogue, cette fois avec une aiguille ronde, régulière, de près de 1 millimètre de diamètre. Les choses se passèrent d'une manière tout à fait semblable à ce qui avait eu lieu précédemment, c'est-à-dire qu'il ne produisit rien.

Une heure après, sur le côté droit, dans le quatrième espace intercostal, un peu en arrière de la première piqûre, je fis une nouvelle ponction avec une aiguille légèrement courbe, aplatie, à coupe perpendiculaire losangique, dont la partie la plus large atteignait 3 millimètres de diamètre. Je fis d'abord une ponction oblique sous les téguments, puis maintenant ceux-ci nettement appliqués contre l'instrument, je le dirigeai perpendiculairement vers le poumon dans lequel je pénétrai. L'aiguille fut retirée avec les mêmes précautions et la plaie maintenue exactement fermée avec les doigts. La respiration parut un peu embarrassée et l'inspiration plus profonde.

La percussion ne m'a jamais donné de résultat positif et ne m'a pas permis de distinguer s'il y avait ou non de l'air épanché dans les plèvres.

Le thorax du côté blessé présenta une saillie facile à percevoir, quoiqu'elle ne fût pas énormément marquée. Puis, au bout de quelques moments une intumescence apparut autour des lèvres de la plaie et s'étendit peu à peu tout autour, surtout en haut et en arrière. En appuyant légèrement, je sentis parfaitement la crépitation emphysémateuse.

Au bout d'un quart d'heure l'animal fut sacrifié. Après avoir enlevé avec soin les parties molles recouvrant la cavité thoracique, les quatre membres, l'abdomen, et conservé seulement la poitrine et le diaphragme, je vis que le diaphragme du côté droit était fortement abaissé et ne laissait point à travers la transparence de ses fibres, voir le poumon, comme cela avait lieu du côté opposé; que les côtes du même côté étaient soulevées; il existait donc un pneumothorax; la cavité pleurale droite fut ouverte sous l'eau, et on vit sortir de nombreuses bulles; le poumon était aplati; l'autre cavité pleurale ne contenait point d'air et le poumon était sain.

Sauf la dernière ponction faite chez le troisième lapin, ces trois expériences sont à peu près celles que Hewson avait faites.

Il n'y eut en réalité ni pneumothorax, ni emphysème et c'est, je crois, toujours ce qui a lieu quand chez un animal on fait une ponction au poumon, avec un instrument très-ténu. Aussi, suivant moi, Hewson était dans la vérité, malgré la remarque d'Anger, qui cite ces expériences dans sa thèse d'agrégation :

« Ces expériences, dit-il, prouvent-elles que l'emphysème ne s'était pas produit? Nous ne le croyons pas. L'emphysème n'acquiert pas toujours des proportions considérables, et nous ne voyons rien d'étonnant dans ce cas, connaissant la facilité avec laquelle les gaz se résorbent, à ce que l'emphysème produit en petite quantité ait disparu peu après, de manière à ne laisser aucune trace à l'autopsie des animaux. »

Je ne puis partager cette opinion, car s'il est vrai que quelquefois l'emphysème, n'acquiert pas de proportions considérables, pourvu qu'il existe, avec un peu d'attention on peut le constater. De plus, les gaz ne se résorbent pas aussi vite que M. Anger veut le faire entendre. L'examen clinique nous a montré, aussi bien chez les animaux que chez l'homme, que l'emphysème limité à la moitié de la cavité thoracique met un temps relativement assez long à se résorber complétement.

Quatrième expérience. Elle fut faite sur un lapin mort. J'enlevai d'abord la peau, puis les quatre membres, l'abdomen, et je conservai seulement la cavité thoracique revêtue de ses parties molles et le diaphragme avec ses insertions. J'adaptai alors à la trachée un tube en verre qui me permettait de faire des insufflations. Cela fait avec une aiguille d'environ 1 millimètre de diamètre, j'allai perforer le poumon successivement des deux côtés.

A peine l'aiguille était-elle retirée, qu'il se produisit un pneumothorax facile à constater *de visu*, saillie des côtes et refoulement du diaphragme. Je plongeai alors mon thorax sous l'eau et je fis une insufflation. Je vis augmenter le pneumothorax; une deuxième, une troisième insufflation le rendit encore plus évident. Mais l'air ne sortit point par la plaie faite à la plèvre pariétale. J'ouvris le thorax sous l'eau, et je vis sortir immédiatement un quantité considérable de bulles d'air. Des deux côtés la plèvre pariétale ne portait pas de traces de la piqûre que j'avais produite avec mon aiguille. J'insufflai ensuite le poumon, et je vis sortir l'air pas deux ouvertures, l'une à droite, l'autre à gauche.

Cinquième experienee. Elle fut faite sur un lapin mort dont je préparai le thorax de la même manière que précédemment; j'adaptai un tube en verre à la trachée, je fis une ponction avec mon aiguille et j'eu du pneumothorax; quand après quatre ou cinq insufflations, il eût été énorme, je fis une ouverture suffisante à la plèvre pariétiale, pour donner issue à l'air contenu dans la cavité pleurale. Je plaçai le thorax sous l'eau et je vis qu'à chaque insufflation, il se produisait une saillie et une nouvelle sortie de l'air : mais toutes les précautions n'ayant pas encore été prises, il est entré une certaine quantité d'eau dans la plèvre.

Ma troisième expérience me prouvait que, lorsqu'on vient à faire une plaie au poumon, il se produit d'abord un épanchement d'air dans la cavité pleurale, et que consécutivement à ce pneumothorax il y a de l'emphysème ; mais on pourra m'objecter que l'air infiltré dans le tissu cellulaire pouvait très-bien provenir de l'air extérieur, il se serait introduit par la plaie faite par l'aiguille. Je ne le crois pas, ayant retiré l'instrument avec soin et obturé la plaie extérieure avec mes doigts. Pourtant, dans la seconde série de mes expériences, je me suis mis dans des conditions où cet accident ne pouvait se produire, et l'on pourra voir que j'ai obtenu exactement le même résultat.

Dans ma quatrième expérience, j'ai eu du pneumothorax, mais l'air n'a pas passé dans le tissu cellulaire qui enveloppe la cavité thoracique, et si l'animal eût été vivant, il ne se fût pas développé d'emphysème.

Celà est très-vrai et tient tout simplement à la manière dont avait été faite la plaie à la plèvre pariétale. C'est ce qui est arrivé à M. Richet, quand il a fait l'expérience sur laquelle il s'appuie pour démontrer qu'il n'y a presque jamais d'emphysème lorsque le poumon est exempt d'adhérence.

J'ai dit plus haut quelles étaient les conditions spéciales qui empêchent l'air de s'épancher dans le tissu cellulaire.

Ma cinquième expérience m'a fait voir que c'était pendant l'insufflation sur un animal mort que se faisait la sortie de l'air.

En résumé, voici les conclusions que j'ai tirées de ces premières expériences :

1° Chez un animal vivant, une aiguille très-fine avec laquelle on perfore le poumon ne produit ni pneumothorax, *a fortiori* ni emphysème.

2° Une blessure du poumon, même très-peu considérable, est immédiatement suivie d'un pneumothorax qui se complique d'emphysème.

3° Cet emphysème n'a pas lieu quand la plaie de la plèvre pariétale est petite, régulière et oblique.

4° C'est pendant que le poumon est insufflé, que l'air est expulsé de la cavité pleurale.

Chez un animal vivant, les choses se passent tout différemment : c'est pendant l'expiration que l'air en est chassé, comme on pourra le voir dans les expériences que j'ai faites sur des chiens vivants.

DEUXIÈME SÉRIE.

Comme dans les trois premières expériences sur des lapins, j'ai suivi la même marche ; avant de les décrire, je crois bon d'entrer d'abord dans des détails préliminaires, qui sont très-importants ; j'éviterai ainsi des redites qui pourraient être fastidieuses, et je ferai voir que j'ai mis tous mes soins pour éviter les causes d'erreurs.

L'animal étant mort et dépouillé de son enveloppe cutanée, l'abdomen est ouvert, en faisant une incision curviligne, intéressant toute l'épaisseur des parois abdominales, en suivant parallèlement, à une distance de 1 centimètre environ, la limite que forment en avant et sur les côtés, le bord inférieur des fausses côtes, les cartilages costaux et l'appendice xiphoïde ; puis, arrivée en arrière, cette incision est prolongée en bas jusqu'au bassin, de manière à se donner le plus de jour possible dans la cavité abdominale pour enlever les viscères. L'œsophage est coupé au niveau du cardia; l'estomac étant soulevé, on incise ensuite l'épiploon gastro-hépatique, puis toute la masse intestinale rejetée à droite, le mésentère est sectionné et tous les intestins sont enlevés en même temps, après avoir incisé le rectum le plus bas possible.

L'ablation des reins ne présente rien de particulier; celle du foie exige des précautions, afin de ne point intéresser le diaphragme et ses piliers. Le foie est donc saisi de la main gauche et attiré en bas; avec des ciseaux on coupe d'abord le ligament falsiforme, puis les ligaments coronaires et triangulaires qui sont plus courts, enfin on sectionne au ras du diaphragme la veine cave inférieure. La voussure de ce muscle se montre alors avec la plus grande netteté; elle est très-prononcée chez le lapin. Cela fait, on prolonge un peu au-dessous de la dernière côte l'incision curviligne qui avait limité en bas le thorax jusqu'à la colonne vertébrale, sur laquelle on la termine perpendiculairement, en tâchant d'arriver sur un interstice intervertébral. Le thorax étant alors maintenu d'un côté, et la partie inférieure de la colonne vertébrale de l'autre, on luxe une articulation de deux vertèbres en courbant avec un peu de force le rachis. Cette luxation est très-facile à produire, et un bistouri étant passé entre les deux vertèbres luxées, on achève la séparation en sectionnant les ligaments non encore rompus et la moelle.

Les pattes antérieures sont complétement enlevées, et l'on se défait en totalité des fibres du grand pectoral et du grand dentelé, qui adhèrent encore au thorax.

La trachée est mise à nu, disséquée dans toute son étendue et nettement sectionnée immédiatement au-dessous du larynx.

On sépare le cou de la poitrine en le désarticulant entre la dernière et l'avant-dernière vertèbre cervicale et en enlevant au niveau de celle-ci toutes les parties molles. La trachée, préparée comme il a été dit, est libre dans toute sa longueur et solidement attachée par son extrémité supérieure au tube d'un insufflateur.

Ensuite, sur la partie latérale d'un espace intercostal, généralement le troisième, j'enlève, dans l'étendue d'un demi-centimètre carré, toutes les parties molles jusqu'à la surface externe de la plèvre pariétale, que je respecte, et qui permet très-bien, par sa transparence, d'apercevoir le tissu pulmonaire.

Je ferai remarquer en passant que c'est là chez le lapin une opération des plus délicates. L'intercostal interne est, par sa face profonde, intimement adhérent à la plèvre, et celle-ci offre une ténuité telle que le moindre mouvement un peu inconsidéré peut la perforer. Mieux vaut donc généralement ne pas chercher à enlever toutes les fibres musculaires qui lui sont adhérentes; pourvu que celles qu'on laisse soient peu nombreuses, leur présence n'empêche pas de voir le poumon à travers la plèvre, et leur tonicité n'est pas suffisante pour empêcher une plaie faite à la plèvre de s'effacer.

Les choses étant ainsi disposées, si l'on vient à insuffler les poumons, on voit le diaphragme refoulé d'une manière très marquée, les côtes soulevées et le poumon glisser en bas. Si on abandonne les poumons à eux-mêmes, les phénomènes sont inverses, le diaphragme remonte, les côtes s'abaissent et les poumons glissent en sens inverse.

La cavité thoracique des lapins étant ainsi préparée, il ne reste plus qu'à produire une blessure du poumon; mais auparavant, il faut remplir une condition importante, c'est d'éviter, en perforant la plèvre et le poumon, l'entrée de l'air extérieur dans la cavité pleurale. Je pense avoir complétement évité ce grave inconvénient en faisant fabriquer à M. Mathieu un tube en caoutchouc, muni de soupapes à anche, dont voici la description :

Ce tube se compose de deux parties, l'une cyliudrique, dont une extrémité offre une ouverture complétement libre, tandis que l'autre se continue avec la soupape. Celle-ci est composée de deux feuilles de caoutchouc superposées, adhérentes l'une à l'autre par leurs bords latéraux, se continuant par leurs bords inférieurs avec le tube cylindrique; les bords supérieurs sont exactement superposés, sans présenter d'adhérence entre eux. Il résulte de cette disposition qu'un courant liquide ou gazeux allant de l'extrémité libre vers la soupape, entr'ouvre les deux feuilles de caoutchouc et la franchit, tandis qu'un courant dirigé en sens inverse ne peut pas écarter ces mêmes feuilles, mais encore les applique plus exactement l'une sur l'autre.

J'applique sur la partie de la plèvre mise à nu le côté cylindrique de mon tube et je l'y maintiens pendant quelque temps avec les doigts jusqu'à ce que du collodion, avec lequel je le fixe, soit complétement desséché et assure une adhérence intime avec les parois du thorax.

On ne peut quelquefois éviter, en fixant ainsi ce tube, qu'une petite partie de collodion ne vienne tomber sur la surface de la plèvre mise à nu et s'y dessécher de manière à constituer une croûte plus ou moins épaisse; mais, comme j'ai pu m'en convaincre, ainsi que mon collègue et ami Bax, elle n'enraie en rien le succès de l'opération. S'il n'y a pas de collodion, la plèvre blessée pourra se rétracter facilement et par conséquent faire communiquer la cavité thoracique avec celle du tube; si du collodion desséché recouvre la plèvre, il représentera avec elle une sorte de membrane à surface lisse et régulière du côté interne, résistante du côté externe, comparable par son aspect et sa consistance à du parchemin, et qui, lorsqu'on viendra à la percer avec une aiguille, conservera exactement les dimensions de l'ouverture reproduites par l'instrument.

Tous les détails dans lesquels je viens d'entrer ne sont pas purement théoriques; ils ont été constatés *de visu* à plus d'une reprise par plusieurs personnes.

Les tubes à anches dont je me suis servi ont un double but :

1° Permettre d'ouvrir la plèvre pariétale et le poumon sans que l'air extérieur puisse pénétrer dans la cavité pleurale; pour cela voici comment je procède :

J'introduis une aiguille entre les lèvres de la soupape, je l'enfonce dans la direction de la portion de la plèvre mise à nu, puis, tout en tenant avec deux doigts les deux valves de cette soupape maintenue contre l'aiguille, je perfore du même coup la plèvre pariétale et le poumon, dans l'épaisseur duquel je l'enfonce généralement d'un centimètre à peu près; enfin, je retire mon aiguille, en ayant toujours les doigts appliqués sur les valves, et c'est alors que la soupape commence à remplir son deuxième but.

2° Elle permet une issue au dehors à l'air qui s'échappe de la poitrine par la plaie de la plèvre pariétale, tout en empêchant l'air extérieur de pénétrer dans la poitrine.

Les choses ainsi disposées, n'est-il pas évident que l'air qui sortira par le tube, en écartant les deux valves, est dans des conditions tout à fait analogues à celui qui, chez un animal atteint d'une blessure du poumon sans plaie extérieure, sortirait par la plaie de la plèvre pariétale pour s'infiltrer dans le tissu cellulaire sous-cutané et constituer ainsi un emphysème.

J'ai constaté la sortie de l'air entre les deux lèvres de la soupape, par deux moyens :

1° En présentant au tube une bougie allumée ; alors, à chaque sortie de l'air, la direction de la flamme est déviée, mais ce moyen n'est pas le meilleur, car il ne permet d'apprécier que la sortie d'une quantité d'air relativement assez considérable.

2° Ce qui vaut mieux, en plongeant tout l'appareil dans un bocal plein d'eau, l'air sortant bulle à bulle, peut être vu de la manière la plus facile.

Première expérience faite sur un lapin mort. — Après avoir préparé son thorax, mis la plèvre à nu, placé mon tube à anche, je fis une piqûre, il y eut une rétraction immédiate du poumon, avant que l'insufflation ait été pratiquée ; je plongeai alors dans l'eau toute la cavité thoracique, la trachée, excepté l'insufflateur.

Aidé de mon collègue Bax, je pratiquai alors l'insufflation qui fut suivie d'une augmentation du pneumothorax, le diaphragme fut plus fortement abaissé, le thorax plus déprimé, et il y eut une saillie plus manifeste des côtes ; à ce moment, on vit sortir par la soupape quelques bulles d'air ; après quatre ou cinq insufflations, le pneumothorax est énorme, mais dès lors il cesse de s'accroître et à chaque nouvelle insufflation (simulant une inspiration), il y a une nouvelle sortie d'air. N'ayant d'abord voulu simuler l'expiration que par le jeu de la rétractilité de la cage thoracique et par celle du diaphragme, c'est-à-dire en abandonnant ces parties à elles-mêmes, il n'est sorti dans ce temps de la respiration simulée, que l'on pourrait appeler temps de repos, que quelques bulles d'air.

Au bout d'une quinzaine d'insufflations (inspirations), j'ai simulé l'expiration par la pression latérale du thorax, et, à partir de ce moment, il est sorti de l'air pendant l'inspiration et pendant l'expiration, mais les bulles fournies pendant l'insufflation étaient plus nombreuses et plus volumineuses. Enfin, en dernier lieu, j'ai simulé complétement l'expiration en pressant latéralement le thorax et en même temps en refoulant en haut le diaphragme avec les doigts.

A ce moment, la quantité d'air fournie par le tube pendant l'expiration a été un peu plus considérable que précédemment, mais cependant le nombre et l'ampleur des bulles n'ont jamais atteint ceux fournis lors de l'insufflation.

Cette même expérience fut répétée du côté opposé, absolument dans les mêmes conditions et a donné des résultats tout à fait semblables.

Pour finir l'expérience, j'ai successivement ouvert sous l'eau les deux cavités pleurales. Au moment où les ciseaux incisaient la cavité, de grosses bulles se sont échappées. Les deux poumons étaient aplatis et rétractés contre la colonne vertébrale. Les deux plaies faites au poumon n'étaient pas visibles; mais, en pratiquant l'insufflation sous l'eau, on voyait très-bien deux petits pertuis par où les bulles s'échappaient. Les plaies faites aux plèvres pariétales étaient aussi très-visibles.

Deuxième expérience. — Pratiquée sur un jeune lapin mort dans les mêmes conditions, elle a fourni des résultats identiques.

Ces deux expériences viennent confirmer les résultats que j'avais déjà obtenus dans la première série (expérience 3.)

Elles m'ont démontré de nouveau, que, dès que le poumon venait à être lésé, il se produisait un pneumothorax immédiat, et que si la plaie de la plèvre pariétale, n'était pas oblitérée par la forme même de cette plaie, il se produisait un emphysème consécutif, et que c'était surtout pendant l'insufflation qu'il passait la plus grande partie de l'air dans le tissu cellulaire sous-cutané.

Troisième expérience. — Elle est faite sur un lapin mort. Le thorax est préparé de la manière accoutumée. Je dissèque la plèvre que je mets à nu dans une certaine étendue, puis je lui fais une petite ouverture, tout en prenant mes précautions pour ne pas atteindre le poumon. Au moment où nous faisons cette ouverture, l'air pénètre en sifflant dans la cavité thoracique, le poumon se rétracte et s'aplatit le long de la colonne vertébrale.

Preuve qu'il n'était pas percé lui-même, c'est qu'en l'insufflant il revenait atteindre ses dimensions premières et s'appliquer contre la plèvre pariétale; au contraire, abandonné à lui, il revenait s'aplatir, et l'air extérieur entrait de nouveau dans le thorax.

Le pneumathorax existant ainsi d'une manière évidente, je colle le tube à soupape. Et alors ce thorax se trouve dans des conditions tout à fait analogues à celui d'un homme qui aurait un pneumothorax, une plaie de la plèvre pariétale encore béante et une plaie du poumon, soit complétement cicatrisée, soit suffisamment obturée pour ne plus permettre à l'air contenu dans le tissu pulmonaire de passer dans la cavité pleurale.

Je place le tout sous l'eau et je pratique l'insufflation, il se passe successivement et avec rapidité la série des phénomènes suivants : abaissement plus considérable du diaphragme; soulèvement des côtés; sortie par le tube à soupape de quelques bulles d'air; affaissement du thorax, ascension du diaphragme qui reprend la configuration qu'il avait avant l'insufflation. Nouvelle insufflation et nouvelle série des mêmes phénomènes. Jusqu'ici dans le temps du repos qui, par la rétractilité des parois de la poitrine simule l'expiration, il n'est point sorti de bulles d'air.

Après une dizaine d'insufflations, l'expiration est en outre rendue plus active par une pression exercée latéralement sur le thorax; à partir de ce moment, il sort quelques bulles d'air pendant l'expiration, mais elles sont moins nombreuses que dans l'insufflation (inspiration). Après vingt-cinq ou trente insufflations, le poumon a repris sa place normale, et il ne sort plus d'air par le tube. La cavité pleurale est alors ouverte sous l'eau, et il ne sort plus une seule bulle d'air.

Cette expérience est très-importante, car elle m'a démontré plusieurs faits et m'a mis sur la voie de ma théorie sur l'emphysème. En effet, il est bien évident que si, sur le vivant, les choses se passaient ainsi, le pneumothorax ne devrait être qu'un phénomène passager et dont la durée devrait être limitée à la grandeur de la plaie du poumon; celle-ci une fois fermée, le poumon, sous l'influence des mouvements respiratoires, devait peu à peu chasser l'air contenu dans la cavité de la plèvre et produire de l'emphysème, tout en faisant disparaître complétement le pneumothorax. L'emphysème ne serait que consécutif au pneumothorax, et certains faits cliniques se trouveraient alors facilement expliqués.

On comprend donc comment il peut se faire, que chez certains malades, atteints d'emphysème plus ou moins étendu, on ne trouve à la percussion ni à l'auscultation pas de trace de pneumothorax, et que l'emphysème, une fois formé, diminue les jours suivants.

Mais chez des animaux vivants, les choses se passent-elles de cette manière? Malgaigne dit qu'une des difficultés de faire des expériences chez les animaux, tient à la rapidité avec laquelle la plaie pulmonaire est oblitérée.

J'ai fait deux expériences sur des chiens vivants, et l'on pourra voir que la plaie pulmonaire s'oblitère très-vite, que le pneumothorax n'est qu'un phénomène passager, que le poumon, en reprenant son élasticité première, chasse l'air contenu dans la cavité pleurale et que cet air, s'infiltrant dans le tissu cellulaire souscutané, forme de l'emphyseme.

Quatrième expérience. Elle est pratiquée sur un petit chien vivant. L'animal est d'abord soumis aux inhalations du chloroforme, puis sur le côté droit, dans le troisième espace intercostal, la plèvre est mise à nu avec soin, et disons-le en passant, cette opération est plus facile à pratiquer que chez le lapin, le chien ayant la plèvre pariétale assez épaisse. Grâce à la transparence de la plèvre, on voit facilement le poumon glisser de haut en bas et de bas en haut à chaque mouvement respiratoire. Je fixe alors le tube à anche avec du collodion, puis avec une aiguille aplatie, large de plus de 1 millimètre de diamètre, j'ouvre la plèvre pariétale et je blesse le poumon. La respiration devient immédiatement plus fréquente, un peu anxieuse ; il se produit une saillie énorme du thorax de ce côté. On cesse alors le chloroforme qui avait même été poussé un peu loin, et l'on met l'animal dans l'eau jusqu'au cou. La respiration continuant à se faire au bout de quelques instants (il y avait au moins cinq minutes que la plaie pulmonaire avait été pratiquée), on voit à chaque expiration le tube donner passage à des bulles d'air, d'abord en grande quantité, puis diminuant et cessant presque tout à fait de se montrer au bout de cinq minutes.

Mais à ce moment le froid de l'eau joint aux effets du chloroforme mettent notre petite bête dans un profond état de prostration, sa tête retombe, et c'est à peine si la respiration se produit. Je suis obligé de suspendre l'expérience, de le retirer de l'eau et de le frictionner vigoureusement ; il se ranime peu à peu ; la respiration s'établit de nouveau, et à ce moment, quoiqu'elle soit lente et peu étendue, la saillie du thorax n'est plus sensible.

Désirant sacrifier l'animal pour voir en quel état se trouvait la plaie que j'avais faite au poumon, je fais sur le côté gauche une ponction oblique des parois thoraciques et du poumon avec une aiguille droite et assez fine ; il se produit immédiatement une saillie considérable du thorax.

Puis l'animal est immédiatement tué : il s'était passé vingt minutes depuis qu'on avait pratiqué la plaie au poumon droit.

En ouvrant la cavité abdominale je constate : que le diaphragme est fortement abaissé à gauche, mais qu'à droite il occupe sa position normale. La cavité pleurale droite ouverte sous l'eau ne donne issue qu'à deux ou trois bulles d'air, le poumon a repris presque son volume habituel. La cavité pleurale gauche contient une grande quantité d'air, et le poumon est aplati le long de la colonne vertébrale.

La plèvre pariétale droite offre une plaie régulière, mais étroite, n'ayant pas plus de 1 millimètre de diamètre. Au point correspondant à la blessure de la plèvre viscérale et du poumon, je trouve une ecchymose très-marquée de 5 à 6 millimètres d'étendue, et au centre un tout petit caillot noir. L'insufflation de ce poumon pratiquée sous l'eau ne donne issue à aucune bulle d'air. A gauche existe une petite plaie régulière et dont, selon toute probabilité, la forme et les dimensions n'eussent pas permis la sortie de l'air dans le tissu cellulaire. Sur le poumon, un petit point rouge, indice de la piqûre. Ce poumon insufflé sous l'eau donne parfaitement passage à de l'air.

Chez ce petit chien, cette expérience nous a donc montré que le pneumothorax consécutif à une plaie du poumon n'était qu'un phénomène passager; car il est évident pour moi que, si j'avais attendu un peu plus pour sacrifier l'animal, je n'en aurais plus trouvé aucune trace, puisqu'au bout de vingt minutes il n'y avait plus de saillie de la cage thoracique; que le diaphragme avait repris sa position normale; que la cavité pleurale ne contenait plus que deux ou trois bulles d'air et que le poumon avait presque repris son volume normal.

J'ai pu voir aussi qu'une petite plaie pulmonaire se cicatrisait très-vite, puisqu'il faut avant tout, pour que le pneumothorax disparaisse, que cette plaie soit oblitérée.

Ce que j'ai fait à gauche ne m'a servi qu'à confirmer mes expériences antérieures.

Cinquième expérience. Elle fut pratiquée sur un chien adulte de taille moyenne, le 30 octobre 1868, à deux heures. L'animal est d'abord soumis aux inhalations du chloroforme. Puis, dans le quatrième espace intercostal du côté droit, je fais une incision ovalaire à la peau, que je dissèque et que je renverse en haut. Je coupe ensuite les muscles grand pectoral et grand dentelé j'enlève les intercostaux; puis, arrivé sur la plèvre, je la dénude, en avant et en dehors dans l'étendue de 1/2 centimètre carré. On voit alors très-nettement les glissements du poumon. Alors j'incise la plèvre en dédolant, en ayant soin de ne pas léser le poumon. L'air se précipite aussitôt en sifflant dans la cavité thoracique, et il y a rétraction immédiate de cet organe. Je rabats alors la peau ; je fais une suture des téguments, mais de telle sorte que l'air contenu dans la cavité de la plèvre puisse s'épancher sous les téguments; pour plus de sûreté je passe une couche de collodion sur mes points de suture. J'empêche donc ainsi complétement l'entrée de l'air extérieur, soit sous les téguments, soit dans la cavité pleurale, et le chien se trouve alors dans des conditions tout à fait semblables à celles qu'il aurait s'il avait eu une plaie pulmonaire, soit complétement cicatrisée, soit suffisamment obturée, pour ne plus permettre à l'air contenu dans le tissu pulmonaire de passer dans la cavité pleurale, tout en ayant une plaie de la plèvre pariétale encore béante.

Il y a une gêne considérable de la respiration, dans l'inspiration, les tégements sont refoulés par l'air extérieur vers l'intérieur de la cavité thoracique; dans l'expiration, au contraire, ils sont soulevés en forme d'ampoule.

L'animal réveillé est très-souffrant, il refuse de marcher, et reste couché sur le côté malade. Pendant une heure il ne se produit aucun phénomène, mais au bout de ce temps, je constate la présence d'un emphysème très-limité au pourtour de la plaie.

Au bout de deux heures et demie, l'emphysème a augmenté, il gagne l'omoplate et s'étend en arrière à trois centimètres de la plaie. A ce moment la respiration est très-faible, mais cependant elle est perceptible. Le chien est toujours très-souffrant et refuse tout aliment.

Le 31 octobre au matin, l'emphysème était beaucoup étendu, il occupait presque toute la totalité de la région costale droite. Le toucher donnait une sensation très-nette de crépitation, dont le maximum d'intensité était au pourtour de la plaie et allait en diminuant au fur et à mesure qu'on s'en éloignait. La respiration était très-nette et égale des deux côtés.

Le chien se promenait et mangeait avec appétit.

Le 1er novembre, au matin, l'emphysème avait un peu diminué.— La respiration était très-nette des deux côtés. Le chien était dans son état normal.

Le 2, l'emphysème, avait notablement diminué, mais il était parfaitement perceptible dans une assez grande étendue. Le chien respirait normalement des deux côtés. Je fis une nouvelle expérience sur le côté gauche. Comme précédemment le chien fut soumis aux vapeurs chloroformiques, la peau disséquée de manière à former une soupape, les muscles enlevés, la plèvre mise à nu dans l'étendue d'un demi-centimètre carré, dans le cinquième espace intercostal, un peu en dehors et en arrière. Je constatai les mouvements de glissement du poumon; cela fait, à 4 ou 5 centimètres au dessous, je fis une petite incision aux téguments, puis j'introduisis un petit stylet à extrémité irrégulière. Je le glissai obliquement vers un espace intercostal supérieur, en maintenant avec soin les téguments appliqués sur le stylet; puis je perçai la plèvre et le poumon, en faisant exécuter à l'instrument des mouvements de latéralité pour pouvoir obtenir une plaie irrégulière. Pendant ce temps, mon collègue Bax, avait les yeux fixés sur la plèvre mise à nu pour voir les phénomènes qui allaient se passer. Je retirai mon stylet avec soin et j'obturai immédiatement la petite plaie sous-cutanée avec du collodion.

Au moment où le poumon fut atteint par l'instrument, on le vit s'affaisser et à la troisième ou quatrième inspiration disparaître complétement à la vue. A chaque inspiration on pouvait constater que la plèvre était refoulée dans la cavité thoracique, tandis qu'à chaque expiration elle était soulevée en forme d'ampoule. Il existait donc un pneumothorax.

La percussion ne fournit aucun résultat, mais en auscultant, on put facilement constater que la respiration était nulle à gauche et très-nette à droite. Les côtes étaient beaucoup plus soulevées du côté sain que du côté malade. Je baissai alors la peau qui recouvrait la plèvre mise à nu, je fis une suture et je mis pardessus une couche de collodion. Le chien s'éveilla, la respiration très-gênée, refusa de se tenir sur les pattes et se coucha sur le côté malade.

Au bout d'une heure et demie, au niveau du point où la plèvre avait été perforée par le stylet, la peau était légèrement soulevée dans l'étendue d'une pièce de 2 francs; il y avait une sensation de mollesse. La crépitation n'était pas très-nette, mais elle était cependant perceptible, la respiration était un peu moins gênée, elle commençait à s'entendre; seulement le murmure vésiculaire était extrêmement faible.

Deux heures après, c'est-à-dire trois heures et demie depuis l'opération, l'emphysème avait augmenté d'une manière assez notable, il occupait une étendue que l'on peut comparer à la largeur de la paume de la main. Les téguments étaient soulevés, la crépitation était très-nette; la respiration parfaitement perceptible, mais pas aussi intense que du côté sain.

Le malaise de l'animal commence un peu à se dissiper, il se tient facilement sur les jambes, pourtant il refuse complétement les aliments, et quand on l'abandonne il se couche sur le côté malade.

Le lendemain à deux heures du matin, douze heures après le commencement de l'expérience, l'animal marchait assez facilement, il put descendre assez vite un escalier; l'emphysème occupait alors presque toute l'étendue de la cavité thoracique gauche; la respiration s'entendait presque aussi bien d'un côté que de l'autre.

Dans la journée du même jour, l'emphysème n'a pas paru faire de progrès; la respiration était égale des deux côtés.

L'animal souffrait des plaies faites sur les côtes du thorax, il se plaignait au simple toucher, mais il mangeait.

Après avoir de nouveau chloroformé ce chien, je défis la suture que j'avais pratiquée à la peau et je remis à nu la plèvre pariétale qui me parut un peu opaque, mais qui cependant permettait encore d'apercevoir les glissements du poumon. Ils étaient aussi nets qu'au début de l'expérience. Le pneumothorax avait donc disparu, et, désireux de connaître l'état du poumon, je poussai le chloroforme et tuai le chien.

Après avoir ouvert avec le plus grand soin la cavité abdominale, je pus constater que le diaphragme avait sa voussure normale, et grâce à la transparence, au niveau du centre phrénique, je pus voir les poumons occupant l'étendue de la cavité thoracique. J'incisai alors successivement cette cavité à droite et à gauche, et je fus convaincu qu'elle ne contenait pas la moindre bulle d'air.

La plèvre pariétale droite était un peu enflammée; au pourtour de l'incision par moi pratiquée, il existait même une petite fausse membrane demi-circulaire, mais il n'y avait point d'adhérence entre le poumon et la plèvre; à gauche, la plaie de la plèvre pariétale était très-visible, un peu irrégulière en face le poumon, et présentait une ecchymose ayant environ un demi-centimètre carré avec un petit caillot au centre. L'insufflation pratiquée avec force et sous l'eau n'amena pas la moindre bule d'air.

Les expériences faites sur ce chien confirment mes résultats antérieurs et en forment pour ainsi dire la synthèse.

En effet, j'y vois un pneumothorax s'y produire dès que le poumon vient à être blessé. Ce pneumothorax est passager. L'emphysème n'est que consécutif au pneumothorax, il ne commence à se former que lorsque le poumon reprend son élasticité et chasse l'air contenu dans la cavité pleurale, et ceci ne peut avoir lieu que lorsque la plaie pulmonaire est oblitérée.

Cette oblitération a lieu très-vite, grâce à la vascularité très-grande du tissu pulmonaire, mais elle n'a rien de fixe et est forcément sous la dépendance de la grandeur de cette plaie.

Les choses se passent-elles ainsi chez les malades? Je le pense, dans bien des cas, et cette expérience nous permet d'expliquer comment il peut se faire que vingt-quatre heures après l'accident on ne trouve que de l'emphysème et pas de trace de pneumothorax, comme nous avons pu, du reste, l'observer trois fois cette année.

En résumé, voici les conclusions que nous tirons de cette seconde série d'expériences ;

1° Lorsqu'un poumon est lésé, il se produit immédiatement un pneumothorax et consécutivement issue de l'air dans le tissu cellulaire, lorsque la forme de la plaie ne met point obstacle à cette sortie ;

2° Quand la plaie est de petite dimension, elle se cicatrise très-vite ;

3° Quand la plaie est de petite dimension, le pneumothorax n'est qu'un phénomène passager ;

4° Lorsque la plaie est cicatrisée, le poumon se dilate peu à peu et expulse l'air contenu dans la cavité pleurale ;

5° Dans bien des cas l'emphysème n'est que consécutif au pneumothorax, il est formé par l'air épanché dans la cavité pleurale et il ne se produit que lorsque la plaie pulmonaire est cicatrisée.

TROISIÈME PARTIE

Il ne nous reste plus qu'à formuler notre opinion sur les différentes manières dont se produit l'emphysème dans les fractures de côtes qui intéressent le poumon.

La plupart des auteurs qui se sont occupés de cette question ont bien cherché à s'en rendre compte. Mais la plupart aussi, partant sans doute d'une idée dont l'expérience montre trop souvent la fausseté, à savoir qu'un même résultat est toujours produit par une même cause, ont voulu expliquer le mécanisme de la production de l'emphysème traumatique par une explication unique : Ils ont cherché une théorie qui cadrât avec tous les faits, qui les expliquât tous, sans se demander si ce fait pathologique ne pouvait pas, dans tel cas particulier, se passer d'une façon toute différente que dans un autre, semblable en apparence, mais dont des conditions regardées comme accessoires venaient changer complétement le *modus faciendi*.

Or, s'il est un accident pouvant se produire d'une manière variable, suivant le cas ou le sujet, c'est bien l'emphysème traumatique qui nous occupe.

Même point de départ. Fracture de côte avec plaie du poumon ; similitude de résultat, c'est-à-dire de l'emphysème sous-cutané, mais variabilité des moyens de production. — Tel est en réalité ce qui a lieu.

Quiconque se serait occupé de la lecture exclusive

d'un des ouvrages qui traitent cette question, pourrait paraître étonné d'une pareille assertion. Au premier abord, en effet, semble-t-il y avoir rien de plus simple que la théorie de M. Richet, quand il traite du rôle des adhérences? D'un autre côté, aborde-t-on la lecture de Jean-Louis Petit, le rôle nul des adhérences paraît définitivement jugé et la cause du pneumothorax est gagnée! Mais que l'on fasse la lecture de ces deux ouvrages successivement, et que l'on parcoure ensuite d'autres travaux, tels que la thèse de M. Dolbeau, qui envisage la question déjà d'une manière plus générale, alors je le demande, l'esprit ne demeurera-t-il pas perplexe et ne se demandera-t-il pas : La vérité est-elle ici? Est-elle là ? Ou est-elle dans les deux?

Pour nous, nous pensons que ces deux auteurs ont raison, mais qu'ils sont encore trop exclusifs; qu'un emphysème traumatique peut se produire tantôt d'une manière, tantôt d'une autre, ou même ne pas avoir lieu du tout, suivant la forme et la direction de la plaie de la plèvre pariétale, l'état de la plaie pulmonaire, l'état des deux plèvres pariétales et viscérales entre elles; suivant qu'elles joueront plus facilement l'une sur l'autre, qu'elles seront plus intimement adhérentes en un ou plusieurs points, ou dans toute leur étendue; suivant enfin que, lorsqu'il y a adhérence, la plaie du poumon a lieu sur un point adhérent ou sur un point libre.

Nous allons nous expliquer, établir quelques divisions, supposer quelques cas particuliers, et les passer successivement en revue.

Pas d'adhérences.

1° La plèvre est libre de toute espèce d'adhérences.

La plèvre pariétale est irrégulière, à bords déchiquetés, et plus ou moins éloignés.

La plaie pulmonaire est de petite étendue et de peu de profondeur.

C'est un cas très-fréquent.

2° La plèvre est libre d'adhérences.

La plaie pariétale est plus étendue que dans le cas précédent. Il y a presque toujours plusieurs côtes de fracturées.

La plaie pulmonaire est plus étendue, plus profonde ; il y a rupture de rameaux bronchiques assez volumineux.

Adhérences.

3° La plèvre présente des adhérences, mais elles ne sont pas généralisées, ou elles siégent au sommet du poumon, et la plaie pulmonaire n'a pas lieu sur un point adhérent.

4° La plèvre présente des adhérences plus ou moins généralisées, et la plaie pulmonaire a été faite sur un point adhérent.

Ces quatre classes de faits peuvent, si je ne me trompe, répondre à tous les cas particuliers de la question.

Nous allons maintenant les envisager chacun à part, et voir comment dans chacun d'eux peut se produire l'emphysème traumatique.

1° La plèvre est libre de toute espèce d'adhérences. La plaie de la plèvre pariétale est irrégulière, à bords déchiquetés, et plus ou moins éloignés. La plaie pulmonaire est de petite étendue et de peu de profondeur.

Au moment où le poumon vient à être blessé, un

certain nombre de vésicules pulmonaires et même de tuyaux de petit calibre sont déchirés. — A cet instant, l'air contenu dans le poumon va se trouver en communication directe avec la cavité pleurale. Cette cavité, de virtuelle qu'elle était jusqu'alors, va presque immédiatement devenir réelle, et se remplir d'air. En effet, le vide qui l'effaçait et assurait le contact immédiat du poumon venant à être détruit, celui-ci va se rétracter, et cette rétraction aller en augmentant jusqu'à ce que le poumon soit aplati contre la colonne vertébrale.

On comprend qu'à chaque inspiration, une nouvelle quantité d'air va être versée par la plaie pulmonaire dans la cavité pleurale. A l'expiration, cet air épanché peut refluer un peu par la trachée, en repassant par la plaie pulmonaire ; mais cela en très-petite quantité, car il éprouve un obstacle à franchir les petits pertuis que lui offre la plaie pulmonaire. Il lui est beaucoup plus facile de réagir sur le poumon qu'il aplatit un peu. Ces phénomènes vont se renouveler jusqu'à ce que l'air épanché dans la cavité pleurale puisse faire équilibre à la pression exercée par la colonne d'air qui, à chaque inspiration, tend à pénétrer dans le poumon.

Voilà donc un pneumothorax qui se produit, qui augmente, qui se maintient tant qu'il y aura une communication entre l'arbre bronchique et les ramifications d'uncôté, et la cavité des plèvres de l'autre.

Or, dans ce cas, cette communication n'est que momentanée; il n'est pas nécessaire pour qu'elle disparaisse qu'une véritable cicatrice vienne obturer cette plaie. En effet, on ne peut ouvrir des vésicules pulmonaires en très-petit nombre, sans intéresser en même temps quelques vaisseaux. Ceux-ci fournissent une quantité de sang plus ou moins considérable, et ce sang en contact avec de l'air va former un coagulum qui, dans très-peu de temps, obturera comme un véritable bouchon toute l'étendue de la plaie pulmonaire (Hewson, Malgaigne, nos expériences).

A ce moment, il est bien évident que le pneumothorax ne peut plus augmenter ; mais que va devenir l'air qui le constituait ?

Nous étudierons cette question en deux temps :

1° Avant que la plaie pulmonaire soit oblitérée ;

2° Après que l'occlusion de cette plaie est établie.

1° Pendant que le pneumothorax se forme les mouvements respiratoires continuent. Or à chaque expiration tous les diamètres de la poitrine se rétrécissent, l'air contenu dans la plèvre est donc soumis à une légère compression, il va réagir contre les parois de la cavité thoracique en vertu de la force élastique qu'il partage avec tous les gaz et contre le poumon, qu'il tend à aplatir de plus en plus. Deux issues à ce moment sont offertes à l'air, la plaie pulmonaire et la plaie de la plèvre pariétale ; je viens de dire, qu'il lui est difficile de rétrograder, à cause de l'aplatissement des vésicules pulmonaires, il peut plus facilement s'infiltrer dans le tissu cellulaire sous-cutané. C'est ce qu'il fait chez certains malades avant l'oblitération de la plaie pulmonaire, mais je dois ajouter que cet emphysème n'est jamais très-étendu dans le cas qui nous occupe, quand toutefois il se produit ; car chez les chiens sur lesquels j'ai expérimenté je n'ai jamais rencontré ce phénomène.

Cela s'explique assez facilement parce que les mouvements respiratoires, bien qu'ils continuent à s'effectuer, sont très-limités à cause de la douleur ; de plus, nous avons remarqué que, pour les diminuer, le chien reste immobile et se couche sur le côté malade. Les choses vont donc rester dans cet état jusqu'à ce que la plaie pulmonaire soit oblitérée. A ce moment le poumon qui était aplati contre le rachis, qui était tombé en collapsus, suivant l'expression des anciens, va reprendre ses dimensions premières et expulser l'air, dont l'issue hors de la cavité pleurale va définitivement constituer l'emphysème.

Comment ce phénomène peut-il avoir lieu ? Je crois qu'il est sous la dépendance de plusieurs causes :

1° L'absorption de l'air épanché dans la plèvre,

2° le jeu des côtes et du diaphragme,

3° Pendant l'expiration la pénétration dans le poumon blessé de l'air qui provient du poumon sain.

Ces trois causes s'ajoutent les unes aux autres; une quantité d'air, très-minime, cela est vrai, absorbée va rompre l'équilibre qui existe entre la tension exercée par la masse gazeuse épanchée dans la plèvre et la colonne d'air qui à chaque inspiration tend à pénétrer dans le poumon ; celle-ci l'emportant, l'organe malade va se dilater légèrement, jusqu'à ce que de nouveau les deux masses gazeuses se fassent équilibre.

Ce phénomène est aidé par les mouvements des côtes et du diaphragme; on sait en effet qu'à chaque inspiration les diamètres de la cavité thoracique sont agrandis, il y a donc tendance au vide, tant dans la cavité pleurale que dans les poumons, et comme conséquence entrée de l'air dans les bronches et dans leur cul-de-sac, jusqu'à ce que, comme je viens de le dire, il y ait équilibre de tension entre cet air introduit et l'air contenu dans la plèvre.

Mais, je crois surtout que la dilatation du poumon blessé est produite pendant l'expiration par l'air qui provient du poumon sain. M. Lavallée dit en effet: « que le cas où l'épanchement d'air, de sang ou de sérosité immobilise le côté de la poitrine, l'air peut encore, dans l'expiration surtout, dans l'expiration forte (par exemple pendant un effort de toux), venir de plus loin dans la plèvre. La glotte à demi fermée fait obstacle à la sortie du courant d'air qui vient du poumon sain, celui-ci reflue par la bifurcation des bronches pour traverser le poumon blessé devenu inerte.

C'est ce phénomène qui va amener la dilatation du poumon.

Sous l'influence d'un mouvement un peu brusque, d'une inspiration plus forte, d'un léger accès de toux, le malade sous l'influence de la douleur, dans une expiration va obturer plus ou moins sa glotte et opposer ainsi un obstacle à la sortie de l'air qui provient du poumon sain et le faire refluer en quantité plus ou moins considérable dans le poumon blessé.

Cet air en pénétrant dans cet organe va le dilater légèrement. Or que va-t-il arriver? le poumon va réagir contre l'air épanché dans la cavité pleurale, et celui-ci se trouvant comprimé entre le poumon et les côtes va nécessairement s'échapper par l'issue qui lui est offerte, c'est-à-dire la plaie de la plèvre pariétale, et aller se répandre dans le tissu cellulaire sous-cutané.

Ce phénomène venant à se répéter plusieurs fois, va finir par amener une dilatation du poumon assez considérable pour permettre à celui-ci de sortir de son état d'inertie et de respirer par lui-même, si je puis m'exprimer ainsi, il chassera l'air épanché dans la plèvre et bientôt le pneumothorax n'existera plus.

2° La plèvre est libre d'adhérences, la plaie pariétale est plus ou moins étendue, presque toujours plusieurs côtes fracturées. La plaie pulmonaire est plus étendue et plus profonde, des rameaux bronchiques d'un calibre assez volumineux sont intéressés.

Ces cas sont plus rares que les précédents, car ils nécessitent pour leur formation un traumatisme très-considérable. C'est sur eux que peuvent s'appuyer les défenseurs de la théorie de Jean-Louis Petit, de l'emphysème traumatique par pneumothorax; ici il est indiscutable et on peut le percevoir à l'aide des symptômes physiques et rationnels.

Mais cependant même dans cette catégorie de faits, je crois nécessaire d'établir une subdivision ; il est des cas, assez peu fréquents, il est vrai, mais il existe des observations où l'on a pu constater à la fois la présence d'un pneumothorax pendant plusieurs jours et de l'emphysème plus ou moins étendu. Le pneumothorax et l'emphysème disparaissaient peu à peu et le malade guérissait.

Ces faits peuvent s'expliquer grâce aux expériences de Reybard, il est probable qu'il y avait une plaie pulmonaire assez étendue, mais régulière qui aura mis plusieurs jours à se cicatriser et permis ainsi pendant le même temps la présence d'un pneumothorax.

Dans une seconde catégorie, nous rangeons les observations citées par plusieurs auteurs d'emphysème généralisé, de pneumothorax, d'hémothorax, où les lésions ont pu être contractées *de visu*. Dans ces cas, ce ne sont plus de petites ramifications bronchiques qui ont été ouvertes, mais des tuyaux d'un calibre plus considérable, qui ont permis, pour ainsi-dire, aux gaz du poumon d'inonder la cavité pleurale.

Dès le début le pneumothorax atteint son summum. Le sang versé en grande abondance à la surface de la plaie, ne peut plus en se coagulant l'obturer, il s'épanche dans la cavité pleurale et est rejeté au dehors sous forme de crachats spumeux, sanglants et abondants. Le pneumothorax persiste donc indéfiniment jusqu'à la mort du sujet, l'emphysème pouvant occuper toute la surface du corps.

Mais, je le répète, ce sont des cas tout à fait exceptionnels.

Comment alors l'emphysème se produit-il?

En raison même de la nature du traumatisme, la plaie pariétale est étendue et présente une large issue aux gaz. De plus, les moindres mouvements expiratoires, même les plus limités, comme cela doit l'être dans un thorax, siége de lésions aussi graves, facilitent encore l'issue de leur contenu dans la cavité pleurale et contribuent à son infiltration dans le tissu cellulaire.

3° La plèvre présente des adhérences, mais elles ne sont pas généralisées, ou elles siégent au sommet du poumon, et la plaie pulmonaire n'a pas lieu sur un point adhérent.

Ces faits peuvent, malgré l'existence d'adhérences, rentrer jusqu'à un certain point dans les deux classes précédentes. Leur rôle est uniquement de limiter l'étendue du pneumothorax et par conséquent, comme cela doit arriver dans le plus grand nombre des cas, de restreindre l'étendue de l'emphysème.

En effet, le plus souvent, la plaie pulmonaire sera d'une faible étendue et de peu de profondeur. Le poumon blessé se rétractera, mais en partie seulement, retenu qu'il est par des adhérences, et le pneumothorax qui s'établira lors de la blessure et des mouvements inspiratoires suivants sera en raison inverse du nombre et de l'étendue des adhérences.

Puis la plaie se referme comme dans le premier cas par la formation d'un caillot obturateur, alors l'air qui constitue ce pneumothorax limité, disparaît peu à peu sous l'influence des mêmes causes que précédemment, et un emphysème de plus petite dimension se formera.

En résumé, nous pensons que dans ce cas les adhérences ne servent qu'à limiter l'étendue du pneumothorax et de l'emphysème.

4e cas. Il existe des adhérences plus ou moins généralisées. La plaie du poumon siége sur un point adhérent.

Ici nous admettons complétement la théorie de M. le professeur Richet, sur le mécanisme et la production de l'emphysème. L'air passe directement du poumon dans le tissu cellulaire sous-cutané et intermusculaire.

Je ne puis citer dans ce travail qu'un très-petit nombre d'observations ; ce n'est pas qu'il existe dans la science plusieurs exemples de fractures de côtes accompagnées d'emphysème, mais dans le plus grand nombre de ces cas, comme les malades ont souvent été examinés à un autre point de vue que celui où je me place; comme de plus les mouvements sont très-douloureux pour le patient, on n'a point constaté par la percussion et l'auscultation la présence ou l'absence d'un pneumothorax, on ne s'est point occupé de savoir si ce phénomène existant au début avait disparu les jours suivants, si l'emphysème enfin était consécutif au pneumothorax ou s'il existait conjointement avec lui.

OBSERVATION Ire (empruntée à Morel-Lavallée).

Le 22 juillet 1861, est entré au n° 9 de la salle Saint-Pierre, Réné (Nicolas) 41 ans, zingueur, boulevard des Fourneaux, n° 21.

Jamais d'autres maladies qu'une pneumonie du côté gauche.

Le 21 juillet, à 7 heures 1/2 du matin, cet homme fit une chute de la hauteur d'un troisième étage, il tomba sur les deux pieds et retomba aussitôt à la renverse sur des pierres. Il ressentit une douleur extrêmement vive au niveau des dernières côtes du côté gauche, douleur qui l'empêchait de respirer, même de parler. Transporté chez lui, on lui fit appliquer vingt sangsues, l'écoulement du sang dura jusqu'au lendemain matin, le malade eut une syncope.

Le 22, il se fait transporter à l'hôpital ; le lendemain 23, nous constatons l'état suivant :

Decubitus dorsal. Les mouvements pour changer de position sont très-pénibles. La douleur est rapportée par le malade, au niveau de la région lombaire gauche et des dernières côtes du même côté. L'inspiration est très-gênée, aussi la toux est-elle à peu près impossible ; il en est du même des efforts pour se moucher ou pour cracher. La main appliquée à plat reçoit la sensation d'une grosse crépitation.

La palpation permet de reconnaître le siége de la fracture; ainsi crépitation et mobilité ou plutôt dépressibilité anormale au niveau de la partie antérieure de la dernière côte, dont environ le quart antérieur est détaché.

En arrière à trois travers de doigt de l'épine dorsale la main reçoit encore la sensation d'une grosse crépitation qui se rapporte à une autre fracture occupant le quart postérieur de la neuvième côte. En ce point il y a un emphysème très-circonscrit, de la largeur de la main, sans aucun phénomène sensible à l'auscultation et à la percussion. Le palper provoque aux deux points lésés une douleur des plus vives; sonorité normale de la poitrine. On entend partout le murmure vésiculaire sous l'oreille.

Application d'un bandage élastique qui apporte un tel soulagement que le 25, le blessé demande déjà à s'en aller. L'examen fait à cette époque ne donne plus d'emphysème, mais toujours crépitation et la mobilité anormale.

Le 29 juillet, même état. Encore crépitation et mobilité anormale dans les deux points susdits.

1er août. Le malade sort avec la recommandation de porter un bandage élastique.

Réflexions. — M. Morel-Lavallée attribue l'absence de l'épanchemement de sang et d'air dans la plèvre, à l'effacement, au moins en cet endroit, de la cavité de cette membrane par une ancienne pleuro-pneumonie.

Cette raison peut être parfaitement vraie; puisque ce malade avait eu une pneumonie de ce côté, rien ne prouve qu'il n'ait eu une pleuro-pneumonie. Mais ne pourrait-on pas aussi admettre que ce malade eût eu un pneumothorax très-passager et qui fût complétement disparu au moment où il entra à l'hôpital? En effet, il ne fut examiné que quarante-huit heures après l'accident.

OBSERVATION II.

Il y eut au commencement de l'année dans le service de mon maître M. Panas, un malade qui vint pour un emphysème assez étendu survenu à la suite d'une fracture de côte; il ne fut examiné que le lendemain de l'accident. On ne put trouver chez lui de traces de pneumothorax, et depuis son entrée l'emphysème alla toujours en diminuant.

Ce fait peut donc être rapproché de ceux qui suivent, mais l'observation n'ayant pas été prise, je ne puis entrer dans des détails plus précis.

OBSERVATION III.

Remy, 32 ans, palfrenier, entre à la salle Saint-Christophe, le 2 juillet 1868.

C'est un garçon vigoureux, qui ne se rappelle pas avoir eu d'affections de poitrine sérieuses; il est, du reste, d'une bonne santé habituelle.

Le jour même de son entrée, à neuf heures du matin, pendant qu'il étrillait un cheval, celui-ci se cabra et tomba à la renverse sur notre malade qui supporta pendant quelques instants le choc et le poids de l'animal.

La pression qui en fut le résultat porta sur le thorax, mais notre malade ne se rappelle pas quelle est la partie qui a été en contact soit avec le sol, soit avec le cheval. Il reçut en même temps plusieurs coups de pied surtout sur la figure.

Il y eut perte immédiate de connaissance, elle dura plus d'une heure et fut suivie d'une obtusion intellectuelle pendant la plus grande partie de la journée, il y eût en même temps de la céphalalgie.

3 juillet. On trouva plusieurs-ecchymoses sur la figure. Petite plaie contuse au niveau de la joue droite, ecchymose sous-conjonctivale et un peu de gonflement de la paupière du même côté. On trouve encore des ecchymoses sur les fesses, sur l'épaule droite et sur le côté droit du thorax, cette dernière a à peu près la dimension de la paume de la main. Ce même côté de la poitrine offre en avant au niveau du bord inferieur du grand pectoral, dans la plus grande partie du côté externe et même un peu en arrière, une saillie anormale dépassant de 2 à 3 centimètres la surface des parties normales environnantes. Elle est de configuration irrégulière et se continue insensiblement avec elle.

La palpation de ces parties saillantes combinée à une légère pression, fait percevoir une crépitation fine, sèche, en même temps qu'on éprouve une sensation de mollesse; il existe donc dans ce point un emphysème parfaitement évident.

En appliquant la main à plat sur la poitrine et en faisant tousser le malade, on peut reconnaître plus profondément une crépitation plus rude, franchement osseuse, se passant au niveau de la huitième côte et indiquant une fracture.

Le malade éprouve une certaine difficulté à respirer, mais cette difficulté tient seulement à ce que les mouvements respiratoires un peu étendus réveillent des douleurs sur le côté externe de la poitrine.

Le malade a rendu quelques crachats légèrement striés de sang. La percussion est normale à gauche, à droite dans tout la hauteur. Il existe cependant à la partie inférieure dans une très-petite étendue qui dépasse à peine la largeur d'une pièce de 5 francs, un peu de submatité.

L'auscultation fait percevoir dans toute l'étendue de la poitrine un murmure vésiculaire dont l'intensité est un peu moins grande à droite qu'à gauche, ce qui tient tout simplement à ce que le malade cherche à respirer le moins possible du côté droit pour éviter des douleurs.

On applique autour de la poitrine une large bande de diachylon pour immobiliser les côtes.

Le 4, la pression de la poitrine par ce bandage de diachylon est très-douloureuse au malade. Les parois costales sont toujours très-sensibles à la pression.

L'emphysème persiste au même point qu'hier, il n'a point du tout augmenté. La percussion et l'auscultation permettent de constater qu'il n'existe pas de différence entre le poumon droit et le poumon gauche.

Du 5 au 10. La douleur a complétement disparu. L'emphysème lui-même a diminué de plus de moitié; cependant la crépitation caractéristique se perçoit très-bien. Le malade se lève et se promène toute la journée. Il porte toujours un bandage de diachylon.

Le 11 au matin. Le malade se plaint d'une douleur au côté droit, s'exagérant dans les fortes inspirations et siégeant au niveau de la partie postérieure moyenne de la cavité thoracique à une distance très-faible du point fracturé. Submatité peu étendue et limitée à un espace grand comme la paume de la main.

On entend du souffle bronchique et des râles sous-crépitants, crachats normaux; un peu de fièvre. — Julep kermatisé.

Le 12. La nuit a été bonne. Le point de côté a beaucoup diminué, mais il y a toujours un peu de submatité et les mêmes signes stéthoscopiques. — Pouls normal, l'emphysème diminue, mais il est encore sensible.

Le 13. Plus de douleur, il n'existe plus que quelques râles sous-crépitants.

Le 14. On ne perçoit plus rien dans la poitrine, ni à la percussion ni à l'auscultation. L'emphysème sous-cutané est à peine sensible.

A son départ au 25 juillet le malade allait très-bien et ne présentait pas de trace d'emphysème.

Réflexions. — Chez ce malade, qui ne fut amené que vingt-quatre heures après son accident, on ne trouve point de pneumothorax, il avait déjà disparu, mais on constate la présence d'un emphysème assez étendu, et ce qu'il est bon de noter, c'est que cet emphysème non-seulement ne s'accrut point les jours suivants, mais encore diminua, ce qui indique d'une manière manifeste que la plaie pulmonaire s'étant oblitérée très-vite, l'emphysème avait été formé promptement, l'air contenu dans la cavité pleurale ayant été expulsé par le poumon qui avait repris son élasticité normale.

OBSERVATION IV.

Bertrand (Louis), 17 ans, cordonnier, entre le 6 mai 1868.

Ne se rappelle pas avoir eu de maladie sérieuse, a eu quelques bronchites, mais peu intenses et n'ayant point exigé de repos, ni l'intervention d'un traitement quelconque ; point d'autre affection de l'appareil respiratoire ; rien qui puisse faire supposer qu'il ait jamais eu d'inflammation du côté de la plèvre. Lui ayant demandé s'il n'a jamais eu de point de côté, il répond se rappeler qu'il y a trois ans, il ressentit tout à coup une douleur du côté droit, d'ailleurs peu intense, qui dura, dit-il, tout au plus un quart d'heure ; le même fait s'est renouvelé depuis lors deux fois à intervalles assez éloignés et qu'il ne peut au juste préciser. Il paraît, du reste, n'en avoir pas été incommodé et n'y avoir jamais lui-même fait une grande attention.

Le jour même de son entrée, il marchait sur le milieu de la chaussée d'une rue, quand il a été renversé par un cheval attelé, lancé au trot; il tombe sur le ventre, et une des roues lui passe sur le dos et le côté latéral droit du thorax. Douleur immédiate assez vive; perte de connaissance qu'il ne croit pas avoir duré plus de dix minutes; on le transporte dans une pharmacie, et en reprenant connaissance il éprouva une douleur très-vive au niveau du côté latéral droit, douleur qui augmenta, par les mouvements de la respiration. — Immédiatement, expulsion de crachats spumeux abondants et teints en rouge vermeil par du sang intimement mélangé à leur substance. Il assure avoir remarqué en même temps que la partie antérieure de la region thoracique droite était « *enflée.* » Il ne tarde pas à être tdransorté à l'hôpital où il est vu environ une demi-heure après l'accident. Sa face est contractée et exprime la souffrance ; sa respiration fréquente et renouvelant la douleur ; l'expulsion d'écume sanglante continue. Toute la partie antérieure droite de la poitrine est augmentée de volume, et à la pression elle se laisse très-facilement déprimer sans conserver l'impression des doigts en même temps que la main qui examiné perçoit d'une manière très-nette la crépitation caractéristique de l'emphysème sous cutané ; — l'exploration du squelette thoracique renouvelle la douleur, aussi n'insiste-t-on pas pour trouver un signe physique de fracture de côte.

A la percussion, la poitrine sonne très-bien dans toute son étendue conservant son timbre normal et complétement égal à droite et à gauche. L'auscultation ne révèle rien, car les mouvements respiratoires augmentant la douleur, le malade les fait le moins étendus possible; en revanche, ils sont plus fréquents qu'à l'état normal. On comprime la poitrine avec un bandage de diachylon, de manière à s'opposer au jeu des côtes; aussitôt la douleur paraît diminuée, la respiration se faire plus facilement.

Le soir, ce dernier état continue, l'expuition sanguinolente a cessé quelque temps après la visite, l'emphysème n'a pas augmenté, la poitrine offre toujours sa sonorité normale et la respiration s'entend également bien des deux côtés.

Depuis lors, les douleurs ont rapidement diminué, la respiration est toujours libre, le crachement de sang ne s'est pas renouvelé. L'emphysème a un peu diminué d'étendue, l'air infiltré soulève moins les téguments, mais la crépitation qui le caractérise s'aperçoit toujours. D'ailleurs, l'état général est excellent.

On voit les jours suivants l'emphysème diminuer, et au bout d'une semaine le malade se sentant mieux est dirigé sur Vincennes.

Réflexion. — Cet homme a eu évidemment une déchirure du poumon qui a été suivie d'un pneumothorax, mais ce phénomène a été très-passager, puisqu'une demi-heure après l'accident, on ne peut plus en trouver de trace; il est important de signaler ici que l'emphysème avait atteint son summum d'intensité au moment de l'entrée du malade dans les salles, et que depuis il a été toujours en diminuant. Il a donc été formé par l'air épanché dans la poitrine. La plaie pulmonaire très-vite cicatrisée a permis au poumon de se dilater et d'expulser l'air contenu dans la cavité pleurale.

OBSERVATION V.

Brunet, 49 ans, fondeur, entre à l'hôpital Saint-Antoine le dimanche 16 août 1868, pour une fracture de côtes et un emphysème assez étendu à gauche.

C'est un homme d'une bonne constitution, toussant cependant depuis plusieurs années, surtout l'hiver; il attribue ses bronchites à sa profession, il n'a jamais eu de douleurs de côté, ni d'accidents fébriles, ni d'expectoration ensanglantée. Il y a deux mois seulement, à la suite d'un coup reçu sur le sternum, il fut forcé de rester chez lui pendant quelques jours et vomit un peu de sang après son accident.

Vendredi dernier, à neuf heures du soir, en voulant décharger une feuillette de vin, il glissa, et le tonneau tomba sur lui; il perdit immédiatement connaissance.

Relevé, il fut transporté chez lui et se plaignit d'une douleur très-vive siégeant au côté gauche du thorax; les accès de toux, les moindres mouvements exagéraient beaucoup cette douleur, il ne put dormir de la nuit, et le samedi matin il fit venir un médecin qui se contenta de lui appliquer des sinapismes.

Il n'y eut aucune amélioration, la nuit de samedi à dimanche fut aussi mauvaise; oppression très-considérable, expuition de quelques crachats sanguinolents; il se décide donc le dimanche dans la journée à se faire porter à l'hôpital.

Ce malade paraît souffrir beaucoup. Les moindres mouvements lui arrachent des cris; cependant en exerçant une pression très-modérée, on peut constater qu'il a une fracture de la huitième côte.

La région thoracique gauche offre un développement considérable, il y a un emphysème parfaitement perceptible, qui remonte en avant et en haut jusqu'à la quatrième côte, en arrière et en haut jusqu'à l'omoplate, qui descend en bas et en avant jusqu'au niveau de la dixième côte et en arrière au même point.

La sonorité est normale à droite, à gauche elle est exagérée dans la moitié supérieure de la poitrine.

La respiration se fait très-bien à droite et à gauche dans le tiers inférieur du poumon, elle est nulle dans les deux tiers supérieurs.

Gêne considérable de la respiration, 28 inspirations, 92 pulsations, accès de toux très-fréquents.—Bandage de diachylon autour de la poitrine, potion calmante.

17 août. Le malade n'a pu dormir cette nuit. L'oppression est toujours très-considérable, les accès de toux fréquents, facies altéré, rejet de quelques crachats ensanglantés. Pouls 96; 28 inspirations.

L'emphysème s'est encore étendu ; il gagne maintenant en haut et en avant la clavicule; en arrière, il est au niveau de l'épine de l'omoplate ; en bas et en avant, il peut être limité par une ligne qui partirait de l'épine iliaque antérieure et supérieure et irait vers la partie médiane de l'abdomen ; en bas et en arrière, il atteint les lombes, mais cet emphysème ne tend point à envahir la partie droite du corps.

La sonorité est toujours exagérée au sommet du poumon gauche ; mais aujourd'hui la respiration s'entend dans toute l'étendue gauche de la poitrine, elle est seulement plus faible au sommet.—On continue la potion calmante.

Le 18. Nuit un peu meilleure. Plus d'expectoration ensanglantée. Les mouvements même limités sont toujours très-douloureux, respiration fréquente, 32 inspirations, 96 pulsations.

L'emphysème a un peu diminué en bas et en arrière et ne dépasse pas maintenant la huitième côte ; pas de changement en avant, respiration normale des deux côtés.

Ce soir le malade est toujours dans le même état. 32 inspirations, 80 pulsations.

Le 19. Le malade a passé une bonne nuit; les douleurs sont moins vives, l'oppression diminue, 28 inspirations, 80 pulsations.

L'emphysème a sensiblement diminué, il est compris en arrière dans un espace limité entre la quatrième et la huitième côte. En avant, il occupe toujours une partie de la poitrine. Auscultation et percussion normales des deux côtés.

Le 20. L'amélioration se continue. L'emphysème diminue. 28 inspirations, 72 pulsations.

Le 21. Le malade ne tousse presque plus, l'emphysème a presque disparu en arrière; en avant, il occupe encore une étendue de 10 centimètres carrés.

Le 23. Cet homme se trouvant beaucoup mieux demande son exeat. Rien dans la poitrine, seulement un peu d'emphysème en avant.

Réflexions. — Dans cette observation, on peut voir qu'un pneumothorax a persisté pendant trois jours; on peut aussi constater que l'emphysème a toujours été en augmentant jusqu'au moment de la disparition de ce phénomène. Le cas présenté par ce malade peut être expliqué.

On peut admettre une lésion assez considérable du poumon ayant mis plusieurs jours à se cicatriser, ce qui peut arriver d'après les expériences de M. Reybard. — Seulement un point peut encore rester un peu obscur. On entendait parfaitement la respiration à la base gauche de la poitrine, tandis qu'elle était nulle au sommet. Le pneumothorax était-il déjà en train de disparaître, ou bien existait-il chez ce malade des adhérences?

Je serais assez porté à admettre cette seconde hypothèse. Si le pneumothorax eût été en train de disparaître, le soir 16, à quatre heures, le 17, il n'y en eût plus eu de traces.

Je crois donc que, dans ce cas, il y avait des adhérences qui avaient limité l'épanchement gazeux, ce qui permet d'expliquer pourquoi l'on pouvait entendre la respiration à la base du poumon gauche. Pour le pneumothorax, il commença à disparaître le 17 au matin, quand l'oblitération de la plaie pulmonaire permit à cet organe de se dilater, et d'expulser l'air contenu dans la cavité pleurale.

Paris. A. Parent, imprimeur de la Faculté de Medecine, rue Mr-le-Prince, 31.

www.ingramcontent.com/pod-product-compliance
Ingram Content Group UK Ltd.
Pitfield, Milton Keynes, MK11 3LW, UK
UKHW022116260726
13993UKWH00003B/1050

9 782329 110226